DIE GROSSE RÜCKENSCHULE

Über die Autoren:

Dr. med. Irmgard Niestroj war zuletzt leitende Ärztin und Chefärztin am Schwarzwald MedicalResort Obertal in Baiersbronn, einer Privatklinik für Innere Medizin, Orthopädie und Naturheilverfahren.

Dr. med. Karl J. Pflugbeil war zuletzt ebenfalls Chefarzt am Schwarzwald MedicalResort Obertal.

Dr. med. Irmgard Niestroj   Dr. med. Karl Pflugbeil

DIE GROSSE RÜCKENSCHULE

THERAPIE UND TRAINING FÜR WIRBELSÄULE, GELENKE UND KNOCHEN

Weltbild

Genehmigte Lizenzausgabe für Verlagsgruppe Weltbild GmbH,
Steinerne Furt, 86167 Augsburg

Copyright © Schwarzwald Medical Resort Obertal,
72270 Obertal, Baiersbronn-Obertal

Völlig überarbeitete und aktualisierte Neuausgabe des zuletzt
bei der F.A. Herbig Verlagsbuchhandlung GmbH erschienenen Titels
»Aufrecht durchs Leben. Therapie und Training für Wirbelsäule, Gelenke und Knochen«
(ISBN 3-7766-2060-9)

Umschlaggestaltung: www.buerosued.de
Umschlagmotiv: www.buerosued.de
Druck und Bindung: CPI – Clausen & Bosse, Leck
Printed in the EU
ISBN 978-3-8289-4336-0

2015   2014   2013
Die letzte Jahreszahl gibt die aktuelle Ausgabe an.

Einkaufen im Internet:
www.weltbild.de

Inhalt

Vorwort

Der häufigste Anlass für einen Menschen hierzulande, zu einem Arzt zu gehen, sind weder Kopfschmerzen noch Herz- und Kreislaufleiden. Es sind vielmehr die verschiedensten degenerativen Erkrankungen des Stütz- und Bewegungsapparates, der aus Knochen und Gelenken, aus Muskeln, Bändern und Sehnen besteht. Sie sind zur bedeutsamsten Volkskrankheit geworden und die Zahl der Betroffenen wird immer größer – obgleich bereits der jetzige Stand äußerst bedenklich und beängstigend ist.

Über Kreuz- und Rückenschmerzen klagt jeder dritte Patient beim Hausarzt, zum Orthopäden kommt schon jeder zweite nur deswegen. Im Durchschnitt ist jeder dritte Bundesbürger davon betroffen, die meisten in der Altersgruppe zwischen 50 und 60 Jahren.

Jeder dritte Deutsche leidet unter Kreuz- und Rückenschmerzen

Mit einer Arthrose muss nahezu jeder rechnen, wenn er nur alt genug wird. Mit 60 Jahren sind bei 98 Prozent aller Menschen deutliche Veränderungen in den Gelenken nachzuweisen. Bei jedem zehnten ist in diesem Alter der Verschleiß bereits so weit vorangeschritten, dass er Knie oder Hüfte oder Finger nicht mehr richtig bewegen kann und Schmerzen in diesen Gelenken hat. Wohin das letztlich führen kann, beweist eine andere Zahl. In jedem Jahr werden in der Bundesrepublik Deutschland etwa 200.000 künstliche Hüftgelenke eingesetzt.

Die Osteoporose ist ein Leiden von mehr als acht Millionen Deutschen, zu 90 Prozent sind Frauen davon betroffen. Bei ihnen haben körperliche Veränderungen, vor allem nach den Wechseljahren, die Knochen porös und brüchig werden lassen. Diese Frauen leiden deshalb unter

Schmerzen und unter der Angst vor einem Oberschenkelhalsbruch, an dessen Folgen jeder fünfte der Betroffenen stirbt. 25 bis 30 Prozent der Patienten bleiben nach einem Oberschenkelhalsbruch dauerhaft auf fremde Hilfe angewiesen und 18 Prozent werden sogar pflegebedürftig.

Das sind die nüchternen Zahlen der Statistik. Sie geben traurige Tatsachen wieder und lassen nur erahnen, wie viel Leid und Schmerzen sich hinter ihnen verbergen.

Es gibt grundverschiedene Formen von Rheuma

Altersbedingte Veränderungen und übermäßiger Verschleiß haben degenerative Erkrankungen des Stütz- und Bewegungsapparates zur Folge

Alle diese Krankheiten gehören zu den »Erkrankungen des rheumatischen Formenkreises«, gemeinhin »Rheuma« genannt. Es bestehen jedoch wesentliche Unterschiede. Die degenerativen Erkrankungen des Stütz- und Bewegungsapparates sind die Folgen von übermäßigem Verschleiß und von altersbedingten Veränderungen. Sie sind – um es ganz deutlich zu sagen – primär keine Entzündungsprozesse wie etwa die rheumatoide Arthritis (chronische Polyarthritis), die zwar ebenfalls zum »Rheuma« gehört, über die aber in diesem Buch nicht berichtet wird. Deren Ursache ist nämlich ein sogenanntes Autoimmungeschehen, bei dem Abwehrkräfte des Immunsystems körpereigenes Gewebe als fremd und gefährlich verkennen und es deshalb fälschlicherweise angreifen. Und noch etwas: Die degenerativen Erkrankungen des Stütz- und Bewegungsapparates sind sehr viel häufiger, als bekannt ist; von ihnen sind beispielsweise fünfmal mehr Gelenke betroffen als von rheumatoider Arthritis (chronischer Polyarthritis).

Weil sie andere Ursachen haben, verlangen die Folgen des Verschleißes an Wirbelsäule und Gelenken sowie des Abbaus in den Knochen auch eine andere Behandlung als die Entzündungen der rheumatoiden Arthritis (chronischen Polyarthritis). Die Therapie degenerativer Veränderungen hat zwar ihre Grenzen: Vollständig zerstörtes Gewebe kann nicht wieder ersetzt und deshalb der alte, normale

Zustand nicht wiederhergestellt werden. Anders sieht es aus, wenn in den Gelenken noch Knorpelzellen vorhanden sind. Unsere innovativen Behandlungsmethoden vermögen durchaus, diese zur Regeneration der angegriffenen Knorpelschicht anzuregen. Darüber hinaus haben die Therapien noch einen weiteren großen Nutzen: Damit ist es möglich, dass Betroffene trotz Krankheit ein gutes Leben führen, das bei größtmöglicher Bewegungsfreiheit weitgehend frei von Schmerzen ist.

Degenerative Erkrankungen des Stütz- und Bewegungsapparates sind fünfmal häufiger als chronische Polyarthritis

Diese Anmerkungen gleich vorweg, denn wir wollen weder große Versprechungen machen, noch falsche Hoffnungen wecken. Wir wollen sachliche Informationen vermitteln und damit Vertrauen erwerben. Das ist die Voraussetzung für eine aktive Mitarbeit der Patienten und die Gewähr für einen bestmöglichen Erfolg der Therapie. Am Schwarzwald MedicalResort Obertal sind dafür spezielle Programme entwickelt worden, über deren Anwendung und Erfolge wir ebenso berichten werden wie über Möglichkeiten der Selbsthilfe bei Beschwerden, die von der Wirbelsäule herrühren, bei Arthrose der Gelenke und bei Osteoporose der Knochen.

Dr. med. Irmgard Niestroj
Dr. med. Karl Pflugbeil

1 Der gesunde Stütz- und Bewegungsapparat

Solange Knochen, Gelenke und Wirbelsäule keine Beschwerden verursachen, kümmert man sich in der Regel wenig um sie. Man sollte sich jedoch rechtzeitig mit ihrer Anatomie vertraut machen, um die Funktionen des Stütz- und Bewegungsapparates zu begreifen – insbesondere in Hinblick auf mögliche Erkrankungen.

Knochen, Gelenke, Wirbelsäule ermöglichen einen aufrechten Gang und gezielte Bewegung; sie schützen auch die inneren Organe

Kaum ein anderes Organsystem kümmert den Menschen weniger als sein gesunder Stütz- und Bewegungsapparat. Denn man spürt und fühlt nicht, wie dieser seine lebensnotwendigen Funktionen erfüllt. Er dient als Stützgerüst, das dem Körper den inneren Halt gibt, ihm aufrechte Haltung verleiht und seine Figur formt. Er funktioniert als Bewegungsapparat, der Gehen, Stehen und Greifen möglich macht. Und er ist zudem Schutzschild für Gehirn, Herz, Lungen und andere innere Organe.

Die zwei Komponenten des Stütz- und Bewegungsapparates

Der Stütz- und Bewegungsapparat des Menschen besteht aus zwei Komponenten. Zum einen aus den 206 bis 214 Knochen (je nach Zählweise), die gemeinsam das stützende Skelett bilden und die von den Weichteilen der Bänder, Sehnen sowie Kapseln umgeben sind. Sie sind teilweise starr miteinander verwachsen, teilweise beweglich verbunden durch die Gelenke. Zum anderen besteht er aus 656 Muskeln. Diese bewegen nicht nur die Gliedmaßen in

Die Skelettmuskulatur spielt eine wichtige Rolle im Zusammenspiel mit Knochen und Gelenken

den Gelenken, indem sie sich auf der einen Seite zusammenziehen und auf der anderen dementsprechend dehnen. Sie halten auch das Skelett wie Taue einen Schiffsmast und stabilisieren die Gelenke wie eine Manschette. Dadurch verschaffen sie größere Festigkeit und bessere Bewegungsfähigkeit.

Wenngleich in diesem Buch die Knochen und die Gelenke im Mittelpunkt stehen, wird doch immer wieder wegen ihres engen Zusammenspiels mit den Knochen auf die Skelettmuskulatur verwiesen werden.

Die Knochen: Geniale Architektur der Natur

Das Gewebe der Knochen ist etwa zweieinhalbmal so schwer wie das der Weichteile. Um Gewicht zu sparen, geht deshalb die Natur sehr sparsam damit um. Das gesamte Skelett macht nur ein Siebtel vom Körpergewicht aus. Bei einem Durchschnittsmenschen, der 70 Kilogramm wiegt, sind das ganze zehn Kilo; seine Muskulatur ist dreimal so schwer, und vom Fettgewebe kann er noch viel mehr ansetzen – wofür nur allzu oft die »schweren Knochen« als Ausrede herhalten müssen.

»Bauweise« und »Baustoff«

Die Knochen erbringen mit einem Minimum an Material ein Maximum an Leistung. Der Oberschenkelknochen beispielsweise kann mit mehr als 16 Zentnern belastet werden, ehe er bricht. Das ermöglichen die genialen Konstruktionsprinzipien der Natur, die vom Menschen bei der »Leichtbauweise« und mit dem »Stahlbeton« nachempfunden worden sind. Besonders deutlich wird das an den großen Röhrenknochen der Gliedmaßen.

Sie sind weder voll gefüllt noch gänzlich hohl. Ihr In-

Ein gesunder Oberschenkelknochen erträgt mehr als 16 Zentner Belastung, ehe er bricht

neres ist von zarten Knochenbälkchen durchzogen, die an den Endstücken ein schwammartiges Geflecht bilden. Diese sogenannte Spongiosa-Architektur erscheint auf den ersten Blick als ein regelloses Durcheinander. Bei genauem Hinsehen offenbart sie sich als ein System vollendeter Leichtbauweise: Die Knochenbälkchen sind exakt so angeordnet, dass sie größtmöglicher Belastung durch Druck und Zug standhalten – genauso, wie es die Streben bei einem Turmdrehkran oder bei einer stählernen Brücke tun. Im Prinzip ähnlich aufgebaut sind die »kurzen Knochen« der Wirbel sowie die Hand- und Fußwurzelknochen und die »platten Knochen« von Rippen, Brustbein oder Schulterblatt.

Auch der Baustoff ist stets derselbe. Die Knochen bestehen aus zugfesten Bindegewebsfasern (gebildet aus dem vielseitigen Kollagen), die von druckfesten Kalksalzen (überwiegend Kalzium-Hydroxal-Apatit) umgeben sind. Beide Materialien mit ihren unterschiedlichen Eigenschaften ergeben gemeinsam ein Höchstmaß an Elastizität und Härte – so, wie sich Stahl und Beton zum zugfesten Stahlbeton ergänzen.

Die Baustoffe der Knochen sind zugfeste Bindegewebsfasern und druckfeste Kalksalze

Auf- und Abbau der Knochen

Anders als technische Bauwerke sind die Knochen des Menschen sehr lebendige Gebilde. Sie werden ständig erneuert oder umgebaut und somit den jeweils wechselnden Gegebenheiten angepasst. Fesselt eine Krankheit den Menschen lange ans Bett, verlieren seine Knochen an Masse, weil sie nicht länger voll beansprucht werden. Ebenso ergeht es Astronauten, die wochen- oder monatelang der Schwerelosigkeit ausgesetzt sind. Treibt der Mensch dagegen regelmäßig Sport, werden seine Knochen kräftiger, um dem stärkeren Muskelzug standhalten zu können. Trainierte Bergsteiger haben bis zu 30 Prozent mehr Knochenmasse als Stubenhocker. Bei jedem Menschen müssen zudem durch Auf- und Abbau ständig die geringfügigen Schäden an Knochen behoben werden, die man sich überall und immer wieder bei Stößen und Stürzen zuzieht. Alles in allem, so schätzen Orthopäden, werden innerhalb eines Jahres etwa zehn Prozent der Knochen erneuert.

Osteoblasten = Knochenbildungszellen

Das ist die Arbeit von zwei Arten hochspezialisierter Zellen, die als Gegenspieler tätig sind. Die einen sind die sogenannten Osteoblasten, auch Knochenbildungszellen genannt. Sie schaffen ein Netz aus Bindegewebsfasern und füllen dessen Lücken mit Grundsubstanz, die zunächst noch weich ist. Bald darauf wird Kalzium eingelagert, das den Knochen hart macht. Das Ganze geht zwar sehr langsam voran, eine dieser Zellen bildet pro Tag nur etwa 0,001 Millimeter Grundsubstanz. Es geschieht aber derart beständig, dass jeder dieser Osteoblasten sich regelrecht einmauert und schließlich als »Knochenzelle« (Osteozyt) selbst zum Bestandteil des neuen Knochens wird; sie sind dennoch weiterhin aktiv als Regulationszellen, die im Verbund untereinander sowohl den Aufbau als auch den Abbau des Knochens steuern.

Osteoklasten = Knochenfresszellen

Die anderen sind die sogenannten Osteoklasten, die auch »Knochenfresszellen« heißen. Sie lösen die Knochenstruktur auf und schaffen auf diese Weise den Platz für neue Substanz. Dabei sind sie ungemein aktiv: Eine einzige Fresszelle zerstört an einem Tag ebenso viel Knochen wie 150 Bildungszellen in derselben Zeit aufbauen. Glücklicherweise gibt es relativ wenig von ihnen, und sie leben auch nur kurze Zeit.

Bei jungen Menschen überwiegt der Aufbau der Knochen. Unter Einwirkung des Wachstumshormons verdicken und verlängern sich die Knochen und der Körper wird größer. Dieser Prozess ist mit der Pubertät noch nicht endgültig abgeschlossen. Etwa bis zum Alter von 30 Jahren überwiegt der Knochenaufbau, spätestens ab 40 Jahren nimmt allmählich der Knochenabbau überhand. Aufgrund des natürlichen Alterungsprozesses geht dann jedes Jahr ein kleiner Teil der Knochenmasse verloren. Bei Frauen beschleunigt sich dieser Vorgang nach den Wechseljahren; was auch der Grund dafür ist, weshalb sie häufiger unter Osteoporose leiden als Männer.

Auf das Zusammenspiel der Hormone kommt es an

Im Idealfall besteht in jungen Jahren ein Gleichgewicht zwischen Abbau und Aufbau der Knochen. Dieser Zustand wird durch das aufeinander abgestimmte Zusammenspiel von Hormonen gesteuert, das den Kalziumgehalt des Blutes auf etwa ein Zehntel Gramm pro einem Liter Blutserum hält. Die vier wichtigsten dieser Hormone sind:

Die vier wichtigsten »Knochen«-Hormone

1. Das Parathormon aus den Nebenschilddrüsen, das den Kalziumspiegel des Blutes erhöhen kann. So sorgt es dafür, dass Kalzium nicht nur im Depot der Knochen gespeichert wird, sondern auch für andere Prozesse im Körper verfügbar ist, etwa für Nervenfunktionen, Blutgerinnung oder Muskelarbeit. Wird über längere Zeit hinweg zu wenig von diesem Mineralstoff mit der Nahrung aufgenommen, mobilisiert das Parathormon die Knochenfresszellen. Dann wird mehr Substanz abgebaut und dabei mehr Kalzium freigesetzt, wobei jedoch der Knochen an Festigkeit einbüßt.

2. Das Kalzitonin, das als Gegenspieler des Parathormons in speziellen Zellen der Schilddrüse gebildet wird. Es hemmt die Tätigkeit der Knochenfresszellen und senkt somit erhöhte Kalziumwerte des Blutes.

3. Das Vitamin D, das wie ein Hormon wirkt. Gebildet wird es aus seinen Vorstufen in Leber und Nieren, die sowohl mit Nahrungsmitteln zugeführt werden als auch bei Sonnenlicht in der Haut entstehen. Es bewirkt im

Darm, dass mehr Kalzium aus den Nahrungsmitteln aufgenommen wird. Außerdem aktiviert es die Knochenbildungszellen, daraus mehr Knochenmasse aufzubauen.

4. Die Sexualhormone. Das sind die Östrogene bei der Frau sowie das Testosteron beim Mann. Beide schützen die Knochen vor einem übersteigerten Abbau.

Da das Sexualhormon Testosteron länger gebildet wird, bleiben Männer in der Regel von einem starken Abbau der Knochen verschont

Ab einem Alter von etwa 40 Jahren nimmt die Knochenmasse Jahr für Jahr um etwa ein Prozent ab, sodass im Alter von 70 Jahren durchschnittlich ein Viertel davon verloren ist.

Das ist zwar bei beiden Geschlechtern der Fall, aber Männer trifft der Verlust an Knochenmasse nicht so gravierend wie Frauen. Von Natur aus haben Männer nämlich stärkere Knochen. Zudem bildet ihr Körper das Hormon Testosteron bis ins hohe Alter, wenn auch mit den Jahren etwas weniger. Das bewahrt die meisten Männer vor einem übermäßigen Abbau der Knochen.

Frauen sind viel schlimmer dran, insbesondere nach den Wechseljahren, wenn ihr Körper plötzlich viel weniger Östrogene produziert. Außerdem liegt das Durchschnittsalter der Frauen über dem der Männer; sie werden ungefähr sechs Jahre älter. Etwa sechseinhalb Millionen Frauen in Deutschland leiden unter Osteoporose, auf Deutsch: Knochenschwund. Sie ist eine der großen Krankheiten unserer Zeit – alles Weitere darüber im Kapitel 4.

Doch Vorbeugung ist möglich, wenn sie nur rechtzeitig beginnt. Damit die Knochen auch nach den Wechseljahren noch möglichst stark und fest sind, muss bereits ab einem Alter von 35 Jahren etwas dafür getan werden. Nachfolgend drei Faktoren, welche die Knochen gesund erhalten.

1. Richtige Ernährung

Vor allem genügend Kalzium muss mit den Nahrungsmitteln aufgenommen werden, damit es als Baumaterial für die Knochen zur Verfügung steht. Mindestens 1.000 Milligramm sollten es tagtäglich sein. So viel sind in etwa in einem Dreiviertel Liter Milch, in 100 Gramm Emmentaler Käse oder in 800 Gramm Joghurt enthalten. Milch und Milchprodukte sind zwar die wichtigsten Kalziumlieferanten, aber auch in Weißkohl, Sojabohnen, Möhren, Grünkohl, Haselnüssen, Hammelfleisch, Bierhefe, Bohnen und Brennnesselsaft liegt relativ viel von diesem Mineralstoff vor.

Mindestens 1.000 Milligramm Kalzium sollten täglich aufgenommen werden

Tatsache ist leider, dass 70 Prozent der jungen Frauen im Alter zwischen 15 und 35 Jahren nicht die empfohlene Tagesdosis aufnehmen und dass deshalb ihre Knochen in Gefahr sind. Ein Grund dafür ist die Sorge um die schlanke Figur. Milch und Milchprodukte enthalten nun einmal reichlich Kalorien, 660 sind es in einem Liter Vollmilch.

Es ist jedoch durchaus möglich, den täglichen Bedarf an Kalzium aus anderen Quellen zu decken, beispielsweise mit fettarmer Milch bzw. mit fettarmen Milchprodukten, mit kalziumreichem Mineralwasser oder mit Kalziumpräparaten, die es rezeptfrei in den Apotheken gibt – zum Beispiel Minerell® Plus. Es wurde am Schwarzwald MedicalResort Obertal entwickelt und wird von uns im Rahmen der Vital-Plus-Therapie auch gegen Osteoporose angewendet. Dabei ist es sogar besonders vorteilhaft, weil es nicht nur Kalzium, sondern auch Magnesium im richtigen Verhältnis sowie die Vitamine C, D und K enthält, die alle für den Aufbau bzw. den Erhalt der Knochensubstanz von Bedeutung sind.

Welche Nahrungsmittel und Nährstoffe Sie reduzieren sollten

Zu einer »knochenfreundlichen« Ernährung gehört es ebenso, die Nahrungsmittel und Nährstoffe zu meiden oder zumindest einzuschränken, welche die Versorgung

Kalzium-Killer: Fleisch, Wurst, Schmelzkäse, Schokolade, Cola, Kleie, Rhabarber, Tomaten, Spinat, Alkohol, Zigaretten

mit Kalzium beeinträchtigen. Fürs Essen und Trinken bedeutet das:

- Weniger Phosphor, der vor allem mit Fleisch und Wurstwaren, Schmelzkäse und Schokolade, Cola-Getränken
und anderen Softdrinks aufgenommen wird. Phosphor
ist zwar für den Knochen ebenso unverzichtbar wie Kalzium. Im Übermaß hemmt er jedoch die Aufnahme von
Kalzium aus dem Darm und steigert die Tätigkeit der
Knochenfresszellen.
- Nicht zu viel Kleie und nicht zu viel Rhabarber, Tomaten oder Spinat. So gesund diese Nahrungsmittel an sich
sind, so enthalten sie doch reichlich von den Substanzen Phytin bzw. Oxalsäure. Diese binden Kalzium so
fest an sich, dass es nicht mehr aus dem Darm ins Blut
gelangen kann.
- Genussmittel nur in Maßen. Nicht nur zu viel Alkohol,
sondern auch zu viel Zigaretten schaden den Knochen.
Die Rolle von Kaffee ist bei der Entstehung von Osteoporose hingegen noch nicht endgültig geklärt. Während
in epidemiologischen Studien festgestellt wurde, dass
ein Kaffeekonsum von mehr als vier Tassen täglich das
Knochenbruchrisiko erhöht, konnte diese Feststellung
in klinischen Studien nicht erhärtet werden. Fest steht
allerdings, dass ein erhöhter Kaffeekonsum die Harn-
bildung anregt und somit pro Tasse Kaffe etwa vier bis
sechs Milligramm Kalzium ausgeschieden werden – allerdings sind sich die Experten heute weitgehend einig,
dass es keine »Kaffee-Osteoporose« gibt. Der minimale
Kalziumverlust lässt sich überdies mit einer kalziumrei-
chen Ernährung leicht ausgleichen

2. Regelmäßige Bewegung

Das ist neben den Ernährungsregeln eine genauso wichtige Regel zum Gesunderhalten der Knochen. Sport kräf-

tigt nicht nur die Muskulatur, sondern auch die Knochen. Infolge größerer Belastung und besserer Blutzufuhr lagern diese mehr Kalzium ein, was sie stärkt. Bereits 20 Minuten Gymnastik, dreimal in jeder Woche, erbringen einen messbaren Erfolg. Auch rasches Gehen, Joggen, Nordic Walking oder Schwimmen erhalten auf diese Weise die Knochen länger jung.

3. Genügend Sonne

Rachitis durch zu wenig Sonne

Die UVB-Strahlen im Sonnenlicht bewirken, dass in der Haut eine Vorstufe vom Vitamin D entsteht, das wiederum wie ein Hormon am Stoffwechsel der Knochen beteiligt ist. Zu wenig davon war einst die Ursache der Rachitis, bei der »weiche Knochen« sich zu O-Beinen verformten. Der Bedarf an Vitamin D wäre an sich leicht zu decken: Wer sich im Frühjahr und Sommer zwei- bis dreimal in der Woche jeweils zehn bis 15 Minuten lang im Freien aufhält, dessen Haut bildet genügend Vitamin D für die Knochen – selbst dann, wenn die Sonne nur durch die Wolken scheint.

Zwischen Oktober und März kann es allerdings zu einem Mangel an diesem wichtigen Mineralstoff kommen, denn im Winter treffen sehr viel weniger UVB-Strahlen von der Sonne auf die Haut. Um dieselbe Wirkung wie in den zehn bis 15 Minuten im Sommer zu erreichen, müsste man sich im Januar einen ganzen Tag lang im Freien aufhalten.

Das tun insbesondere die älteren Menschen nicht, die jedoch am meisten von der Osteoporose gefährdet sind. Sie verbringen den Winter überwiegend in geschlossenen Räumen – aus Angst davor, auf eisglatten Wegen auszurutschen und sich einen Oberschenkelhalsbruch zuzuziehen. Auch mit der Ernährung nehmen gerade sie nicht genügend von diesem Mineralstoff zu sich – nach den Daten der Nationalen Verzehrstudie (NVS II) erreicht der Durchschnitt der Deutschen gerade einmal 50 Prozent der empfohlenen Versorgung mit Vitamin D. Sie sollten deshalb

In der Altersgruppe der 50- bis 80-Jährigen sind etwa 40 Prozent der Männer und 50 Prozent der Frauen unzureichend mit Vitamin D versorgt

rund ums Jahr zusätzlich Minerell® Plus mit den fünf Vital-stoffen für gesunde Knochen als Trinklösung einnehmen.

Die Gelenke: 100-mal glatter als Eis

Die Gelenke sind die beweglichen Verbindungen zwischen den Knochen. Was sie von Natur aus im Körper eines jeden Menschen leisten, ist bis heute mit den Mitteln der Technik nicht erreicht.

Gelenke ermöglichen eine quasi reibungslose Bewe-gung. Die Reibung zwischen zwei gesunden Gelenkflächen ist etwa 100-mal geringer als die zwischen zwei polierten Eisflächen; sie kann praktisch vernachlässigt werden.

Der Gelenk-knorpel wirkt als Puffer und Druckverteiler

Gelenke ertragen schwerste mechanische Belastun-gen. Auf einem Hüftgelenk beispielsweise lastet bei jedem Schritt der dreifache Druck des Körpergewichtes, beim Treppensteigen erhöht er sich auf das Fünffache. Kurzfristig hält das Hüftgelenk sogar einer maximalen Belastung von 400 Kilogramm pro Quadratzentimeter stand.

Gelenkknorpel und Gelenkschmiere

Diese Leistungen sind vor allem zwei Bestandteilen der Gelenke zu verdanken:

➡ Der eine ist der Gelenkknorpel, der wie ein praller Puf-fer die Belastungen abfängt und diese als ausgleichendes Polster gleichmäßig über die Gelenkfläche verteilt, damit der Druck an einer Stelle nicht zu groß wird. Der Knor-pel überzieht die Knochenenden mit einer glatten Schicht, die lediglich 0,2 bis 0,6 Zentimeter dünn ist. Seine enorme Elastizität verleihen ihm ein Gerüst aus Kollagenfasern und eine Grundsubstanz, die Wasser in sich bindet.

➡ Der andere Bestandteil ist die Gelenkschmiere (Syno-via). Sie bildet einen zähflüssigen Film zwischen den Knorpelauflagen der Knochenenden, der besser schmiert als jedes Öl und deshalb optimal vor Verschleiß durch Abrieb schützt.

Ebenso wichtig ist eine weitere Aufgabe der Gelenkschmiere: Sie muss den Knorpel sowohl mit Nährstoffen versorgen als auch Rückstände und »Abfallprodukte« entsorgen. Er ist nämlich ein sogenanntes alleinstehendes Gewebe, das weder von Blutgefäßen durchzogen noch an Lymphbahnen angeschlossen ist. Somit ist der Knorpel gänzlich abhängig von der Gelenkschmiere, die von der Innenhaut der Gelenkkapsel (Synovialis) abgesondert wird und die ähnlich zusammengesetzt ist wie das Blutplasma. Das Abfließen der Gelenkschmiere wird von einer Kapsel verhindert, die das ganze Gelenk umgibt und es auch vor Infektionen von außen schützt.

Die Gelenk-schmiere schützt den Knorpel vor Abrieb und versorgt ihn mit Nährstoffen

Solange ein Gelenk regelmäßig bewegt wird, funktioniert die Versorgung des Knorpels mit Gelenkschmiere sehr gut. Bei jeder Bewegung wird etwas von ihr an den Knorpel »herangepumpt«, um so dessen Zellen mit Nährstoffen zu versorgen. Zugleich wird etwas Flüssigkeit, die mit Abfallprodukten der Zellen beladen ist, in die Gelenkhöhle hinaus gepresst. Dort werden diese von der Gelenkinnenhaut aufgenommen und dann über die Blutgefäße abtransportiert.

»Wer rastet, der rostet«

Sobald jedoch ein Gelenk ruhiggestellt ist, etwa bei Bettlägerigkeit oder nach einem Knochenbruch, versiegt der Zustrom an Gelenkschmiere. Zwangsläufig mangelt es dem Knorpel dann an Nährstoffen. Notfalls lebt er nun – buchstäblich – von der Substanz. Seine Zellen können nämlich mit Enzymen die Knorpelgrundsubstanz zersetzen und sich dann von deren Bestandteilen ernähren. Bis um zehn Prozent kann die Knorpelschicht dadurch dünner werden. Je länger dieser Zustand andauert, desto schwerer lässt sich

Je länger ein Gelenk ruhigge-stellt war, desto schwerer lässt es sich hinterher bewegen

hinterher das betroffene Gelenk bewegen und desto größer ist auch der bleibende Schaden. Der bislang makellos glatte Knorpel bekommt raue Stellen, womit der Grundstein für den Beginn einer Arthrose gelegt ist – alles darüber in Kapitel 3. Das alte Sprichwort »Wer rastet, der rostet« hat also durchaus seine medizinische Bedeutung.

Macht Sport die Gelenke kaputt?

Umgekehrt gibt es die Streitfrage: Kann zu viel Bewegung den Knorpel überlasten, schadet Sport den Gelenken? Eine allgemeingültige Antwort gibt es nicht. Es kommt auch hierbei – wie so oft in der Medizin – auf die Dosis an.

Schädlich sind andauernde statische Belastungen und abrupte Bewegungen

Sportarten wie Fußball, Tennis, alpiner Skilauf, Gewichtheben, Ringen, Judo oder Handball können zu viel des Guten sein. Andauernde statische Belastungen wie beim Gewichtheben hemmen den Fluss der Gelenkschmiere, machen den Knorpel »weich« und damit anfälliger für Verletzungen.

Abrupte Bewegungen wie beim Tennis setzen den Knorpel derart schnell unter Druck, dass die Flüssigkeit in ihm nicht ausweichen kann und das Gewebe »spröde« wird. Seine Oberfläche kann aufreißen, schlimmstenfalls werden sogar ganze Knorpelbezirke aus ihr herausgesprengt. Solche Verletzungen schädigen das Gelenk auf Dauer und begünstigen das Entstehen von Arthrose.

Gesunde Sportarten: Wandern, Laufen, Skilanglauf, Schwimmen, Gymnastik, Aerobic, Radfahren

Sportarten mit rhythmischen Bewegungen, bei denen Belastung und Entlastung gleichmäßig wechseln, sind dagegen günstig für die Gelenke. Empfehlenswert sind Wandern mit flottem Schritt, Laufen in luftgepolsterten Schuhen (weil diese die Belastung der Gelenke in Füßen und Beinen vermindern), Skilanglauf (selbst der sogenannte Schlittschuhschritt schadet den Gelenken nicht), Schwimmen (am besten in Krapultechnik, weil beim klassischen Brustschwimmen insbesondere Knie- und Hüftgelenke sowie die Halswirbelsäule sehr beansprucht werden), Gymnastik, Aerobic und Radfahren (das vor allem die Gelenke der Füße und Beine gleichmäßig belastet und deshalb das ideale Training ist).

Rhythmische Bewegung und ihr zweifacher Nutzen für die Gelenke

Werden diese Sportarten regelmäßig betrieben, mindestens dreimal wöchentlich jeweils 30 Minuten lang, haben die Gelenke doppelten Nutzen davon:

1. Bessere Versorgung des Knorpels mit Nährstoffen
2. Kräftigung der Muskulatur

➡ Zum einen wird der Knorpel durch die rhythmischen Bewegungen besser mit Nährstoffen versorgt und kann deshalb bestmöglich aufgebaut werden. Darüber hinaus reagiert er auf die stärkere Belastung, indem er um bis zu fünf Prozent dicker wird und deshalb noch größerem Druck standhält.

➡ Zum anderen wird die Muskulatur, welche die Gelenke als »aktive Verbindung« umgibt, durch den Sport gekräftigt. Mehr als zuvor vermag sie dann dabei helfen, Belastungen abzufangen und Stöße zu dämpfen, um den Knorpel zu schonen. Somit kann sie die Kapsel und die Bänder besser unterstützen, die das Gelenk passiv zusammenhalten und diese vor Überdehnung oder Zerreißen bewahren. Und sie gibt dem ganzen Gelenk einen festeren Halt, sodass es bei jeder Bewegung noch besser und sicherer geführt wird.

Alle diese Faktoren sind für die Funktion und für den Zustand der Gelenke von großer Bedeutung. Ihre Bestandteile bilden eine Einheit. Die Muskeln gehören dazu ebenso wie die Knorpel, Kapseln und Bänder. Das gilt im Prinzip für alle Gelenke im Körper des Menschen, auch wenn diese wegen ihrer verschiedenen Aufgaben einen unterschiedlichen Aufbau haben.

Man unterscheidet Kugelgelenke, Eigelenke, Sattelgelenke und Scharniergelenke

Aufbau und Aufgaben der verschiedenen Gelenke

Die Kugelgelenke der Hüften und der Schultern erlauben größte Bewegungsfreiheit nach allen Richtungen durch Beugen und Strecken, Heranziehen, Abspreizen und Drehen. Weil beim Schultergelenk der kugelige Gelenkkopf in einer flachen Gelenkpfanne sitzt, sind es hier insbesondere die Bänder und die Muskeln, die seine Stabilität gewährleisten und seine Beweglichkeit ermöglichen.

Die Eigelenke zwischen Handwurzelknochen und Speiche im Arm sowie die ähnlich gebauten Sattelgelenke der Daumen erlauben Bewegungen um zwei Achsen.

Die Scharniergelenke, beispielsweise im Knie, drehen sich wie ein Türflügel nur um eine Achse. Damit das Kniegelenk nicht umknicken kann, hat es eine straffe Führung durch starke Bänder, die einem Zug von mehr als 300 Kilogramm widerstehen.

Übergewicht abbauen, regelmäßig bewegen, Kälte und Nässe meiden, gesund ernähren

Vorbeugung gegen Gelenkschäden

Dass die Gelenke möglichst lange reibungslos funktionieren und nicht vorzeitig verschleißen, ist auch vom Verhalten des Menschen abhängig. Zur Vorbeugung gegen Schäden sollte jeder diese allgemeinen, guten Ratschläge befolgen:

- Übergewicht abbauen. Bedingt durch die Hebelwirkung belastet jedes Kilogramm zu viel das Hüftgelenk bis um das Fünffache. Außerdem erzwingen Fettablagerungen an den Oberschenkeln eine gewisse Breitbeinigkeit des Ganges, wodurch wiederum die Hüft- und Kniegelenke falsch belastet und eher geschädigt werden.
- Regelmäßig bewegen. Warum und wie – das steht auf den vorhergehenden Seiten. Noch ein weiterer Tipp: Erst aufwärmen, dann loslaufen. Nach den Lockerungsübungen sind die Gelenke tatsächlich »besser geschmiert«, sodass Bewegungen leichter verlaufen und Belastungen besser ertragen werden.

- Kälte und Nässe meiden. Diese äußeren Einwirkungen verringern die Durchblutung der Gelenke und dadurch auch die Absonderung der Gelenkschmiere. Zudem ist diese dann zäh wie ein Gel, sodass zumindest anfangs die Gelenke steif und die Bewegungen – buchstäblich – »ungelenk« sind.
- Gesund ernähren. Und zwar mit einer vollwertigen Mischkost; keine Zigaretten, wenig Alkohol. Alle Substanzen, die vom Blut aufgenommen werden, gelangen nämlich aus diesem in die Gelenkschmiere und so in den Knorpel. Aus den Erfahrungen in der ärztlichen Praxis ist bekannt, dass auf diesem Wege auch der Stoffwechsel der Gelenke gestört wird und sie anfälliger werden für Erkrankungen.

Die spezielle Form der Wirbelsäule ermöglicht den aufrechten Gang des Menschen

Die Wirbelsäule: Ideale Form für viele Funktionen

Was den Menschen vom Tier unterscheidet, das ist auch seine Wirbelsäule. Sie ist nicht nur vertikal aufgerichtet, sondern hat zudem zwei S-förmige Krümmungen (Lordosen), und zwar eine schwächere im Bereich der Halswirbelsäule sowie eine stärkere im Bereich der Lendenwirbelsäule. Dazwischen liegt in Höhe der Brustwirbelsäule eine Wölbung nach hinten (Kyphose).

Beides haben Tiere nicht, beides ist Voraussetzung für den aufrechten Gang des Menschen. Durch diese besondere Form der Wirbelsäule wird der Schwerpunkt des Rumpfes senkrecht über die Beine verlagert und der Körper in ein labiles Gleichgewicht gebracht, in dem erst das Gehen auf zwei Beinen möglich ist. Damit der Mensch beim Laufen nicht aus dem Gleichgewicht gerät, muss mit jedem Schritt der Oberkörper ausgependelt werden, und dafür ist eine gute Beweglichkeit der Wirbelsäule vonnöten.

Übrigens: Bei Neugeborenen ist die Wirbelsäule annähernd gerade, erst mit dem vierten Lebensjahr etwa erreicht sie ihre charakteristische Form. Jüngere Kinder sind deshalb nicht imstande, mit gestreckten Beinen gänzlich aufgerichtet zu gehen, sondern müssen sich leicht vornübergebeugt bewegen.

Neugeborene haben eine fast gerade Wirbelsäule

Neben dieser Bewegungsfunktion erfüllt die Wirbelsäule vor allem eine Tragefunktion. Sie übernimmt die Last von Kopf und Hals, von Armen und Rumpf. Auch dabei ist die Form einer geschwungenen Feder von Nutzen. Dadurch verleiht sie der Wirbelsäule eine gewisse Elastizität, mit der sie beim Gehen oder Springen zumindest einen Teil der Stöße abfängt und somit vor allem das Gehirn vor stärkeren Erschütterungen bewahrt.

Zu all dem kommt noch eine Schutzfunktion hinzu. Die Wirbelsäule umgibt wie ein gegliederter Panzer das Rückenmark, das direkt vom Gehirn ausgeht, bis in Höhe des ersten Lendenwirbels reicht und von dem zahlreiche Nervenstränge zwischen den Wirbeln abzweigen.

Anatomie der Wirbelsäule

Die Wirbelsäule besteht aus 33 bis 34 Wirbeln

Für diese verschiedenen Funktionen ist die Wirbelsäule optimal gestaltet wie eine Gliederkette aus festen, knöchernen Bestandteilen und aus weichen Strukturen. Insgesamt besteht sie aus 33 bis 34 Wirbeln, nämlich aus sieben Halswirbeln, zwölf Brustwirbeln und fünf Lendenwirbeln. Hinzu kommen noch vier bis fünf Kreuzbeinwirbel, die zum Kreuzbein verwachsen sind, und drei oder fünf Steißbeinwirbel, die miteinander verbunden das Steißbein bilden.

Alle beweglichen Wirbel sind im Prinzip gleich aufgebaut. Sie bestehen aus dem zylinderförmigen Wirbelkörper, von dem zwei Wirbelbögen ausgehen. Sie umschließen das offene Wirbelloch, in dem das Rückenmark verläuft, und sie vereinigen sich hinten zum Dornfortsatz. Ferner tragen die Wirbel seitliche Querfortsätze sowie nach oben und nach unten gekehrte Gelenkfortsätze, durch welche die aufeinanderfolgenden Wirbelkörper gelenkig miteinander verbunden sind. Zwischen ihnen liegt jeweils eine Bandscheibe.

Weiteren Zusammenhalt verschaffen die starken, elastischen Bänder. Groß und lang sind das vordere Längsband, das alle Wirbelkörper auf der Bauchseite überzieht, das hintere Längsband, das an der Rückseite der Wirbelkörper verläuft, und das Dornspitzband, das sämtliche Dornfortsätze überspannt. Kleinere Bänder verbinden Querfortsätze, Wirbelkörper und Dornfortsätze untereinander.

Die Muskeln bilden das natürliche Korsett der Wirbelsäule

Umkleidet wird die Wirbelsäule von Muskulatur, welche ihr als »natürliches Korsett« zusätzlichen Halt gibt und gleichzeitig eine gute Beweglichkeit gewährleistet. Wichtig ist dafür auch die Muskulatur des Schultergürtels, des Gesäßes und vor allem die Bauchmuskulatur. Bei einem gesunden Menschen ist die Wirbelsäule zwischen Rücken- und Bauchmuskulatur ebenso fest verspannt wie ein Schiffsmast zwischen Tauen, und das macht sie ebenso wie diesen widerstands- und anpassungsfähig bei Belastungen.

Die Bandscheiben

Zwischen den Wirbelkörpern liegen die runden bis ovalen Bandscheiben, insgesamt sind es 23. Sie bestehen aus einem wasserreichen Gallertkern, der von einem festen Faserring umgeben ist. Diese an sich simple Konstruktion ist von höchster Effizienz, wenn es darauf ankommt, Stoßkräften zu widerstehen: Wird die Bandscheibe zusammengepresst, flacht sich ihr Gallertkern ab und drückt gegen den Faserring; dieser wird dadurch gespannt und federt elastisch zurück.

Gut für die Wirbelsäule: Rückenlage, Stehen statt Sitzen, flache Absätze beim Gehen auf hartem Boden

So werden alle Belastungen, welche die Wirbelsäule in

Längsrichtung treffen, aufgefangen und verteilt. Die dabei auftretenden Kräfte sind beachtlich. Nach einem Sprung von einem 50 Zentimeter hohen Sockel beispielsweise hat die Wirbelsäule beim Aufprall auf dem Boden das Sechsfache des Körpergewichtes zu verkraften.

Im Stehen sind diese »Puffer« zwischen den Wirbeln um etwa 40 Prozent weniger belastet als im Sitzen. Am geringsten ist ihre Belastung im Liegen auf dem Rücken. Wer sich dabei auf die Seite dreht, der mutet seinen Bandscheiben nur einen leicht erhöhten Druck zu. Entlastend für die Wirbelsäule sind beim Gehen auf hartem Boden flache Absätze, weil sich dabei der Druck des Körpergewichtes auf die Bandscheiben der Lendenwirbelsäule lediglich um die Hälfte erhöht. Hohe Absätze von Damenschuhen dagegen verdoppeln diese Belastung – darüber mehr auf Seite 35.

Flüssigkeitsbedarf der Bandscheiben

Beim entlastenden Liegen nimmt die Wirbelsäule aus der Körperflüssigkeit Wasser und Nährstoffe auf

Um all diesen Belastungen widerstehen zu können, müssen die Bandscheiben viel Flüssigkeit aufnehmen, damit ihr Gallertkern zu einer Art prallelastischem Wasserkissen wird. Daraus jedoch ergibt sich wiederum ein anderes Problem: Das Gewebe der Bandscheiben ist – ebenso wie das der Knorpel – nicht an das Versorgungs- und Entsorgungssystem der Blutgefäße angeschlossen. Wenn der Mensch auf die Welt kommt, führen zwar noch Arterien dorthin. Sobald er sich aber aufrichtet, veröden diese unter dem Druck des Körpergewichtes. Für den Rest des Lebens muss der Stoffwechsel durch einen »Säfteaustausch« erfolgen, der über eine Art Pumpmechanismus funktioniert.

Ist der Druck innerhalb der Bandscheiben geringer als 50 Kilogramm, können aus den umgebenden Körperflüssigkeiten sowohl Wasser als auch Nährstoffe einströmen. Das geschieht vor allem während der Nachtruhe, wenn die Wirbelsäule im Liegen weitgehend entlastet ist.

Steigt der Druck innerhalb der Bandscheiben auf mehr als 80 Kilogramm, werden Wasser und auch Abfallstoffe aus ihnen herausgepresst. Zwangsläufig werden dadurch die Bandscheiben bei aufgerichtetem Körper etwas flacher. Das ist auch der Grund dafür, warum der Mensch am Abend ein bis drei Zentimeter kleiner ist als morgens gleich nach dem Aufstehen.

Der Wechsel zwischen Be- und Entlastung ist also Voraussetzung für eine gesunde Funktion der Bandscheibe. Ist nämlich der Druck auf sie andauernd zu groß, können keine Nährstoffe hineingelangen. Ist andererseits dieser Druck zu niedrig, bleiben Stoffwechselrückstände in ihr liegen. Aus diesem Wissen ergeben sich die beiden wichtigsten Voraussetzungen für eine Prophylaxe gegen Bandscheibenprobleme.

Mindestens einmal pro Stunde aufstehen und sich bewegen

Vorbeugung gegen Bandscheibenleiden

Nicht zu lange dieselbe monotone Haltung einnehmen
Das Sitzen mit vornübergebeugtem Oberkörper führt zu verspannten Muskeln und ist für den Stoffwechsel der Bandscheiben besonders ungünstig.

Immer wieder die Körperhaltung wechseln
Jede Stunde mindestens einmal aufstehen und umhergehen. Dabei den Oberkörper strecken, den Rumpf drehen, die Arme und Beine schwingen, weil dann jeweils für kurze Zeit die Druckbelastung der Bandscheiben verringert wird. Wer es sich leisten kann, der sollte ein Stehpult neben den Schreibtisch stellen und abwechselnd an beiden arbeiten.

Mehr Bewegung

Bereits Spazierengehen mit flottem Schritt führt über die rhythmischen Bewegungen der Wirbelsäule abwechselnd zur Belastung und zur Entlastung der Bandscheiben. Dieselbe Wirkung und darüber hinaus noch eine Stärkung der unterstützenden Muskulatur wird durch Gymnastik, Leichtathletik sowie Ballspiele erreicht.

Schwimmen ist zwar besonders gut geeignet als Sport für die Wirbelsäule, da der Auftrieb des Wassers auch die Wirbelsäule und die Bandscheiben entlastet. Aber es kommt dabei sehr auf den Stil an: Kraulschwimmen und Schwimmen in Rückenlage schonen die Wirbelsäule, während sie beim Brustschwimmen mit erhobenem Hals und Hohlkreuz vermehrt belastet wird.

Kraul- und Rückenschwimmen ist für die Wirbelsäule besser als Brustschwimmen

Kein Übergewicht

Jedes Pfund zu viel setzt nicht nur die Bandscheiben ständig unter vermehrten Druck. Fettsucht lässt auch den Bauch schwerer werden und dessen stützende Muskulatur erschlaffen; das belastet die Bandscheiben doppelt und dreifach.

Richtig sitzen

Am besten auf einem Stuhl, der sowohl eine fast schulterhohe Rückenlehne mit Stützen für Lende und Becken als auch Armstützen hat. Wer beide Arme aufstützen kann, der schont vor allem den Schultergürtel und nimmt eher eine aufrechte, sogenannte hintere Sitzhaltung ein, welche die Bandscheiben entlastet. Wer andere Sitzmöbel hat, der sollte auf ihnen den Kopf so oft wie möglich zurücknehmen, ihn nicht ständig vornüberbeugen und eine leichte Stütze im Rücken haben, welche die natürliche Krümmung der Wirbelsäule unterstützt. Das gilt insbesondere beim Autofahren, weil dabei noch zusätzliche Kräfte auf die Bandscheiben einwirken.

Günstig: Fast schulterhohe Rückenlehne, Stützen für Lende, Becken und Arme

34

Richtig stehen

Nicht ständig still stehen, sondern zwischendurch immer wieder ein paar Schritte auf der Stelle machen sowie den Rumpf beugen und drehen. Bei längerem Stehen abwechselnd ein Bein höher stellen als das andere, etwa auf eine flache Kiste oder auf eine Fußbank. Niemals strammstehen mit geschlossenen Füßen, sondern abwechselnd ein Bein um ein Viertel der Schrittlänge nach vorn setzen. So wird die Belastung auf eine größere Zahl von Muskeln verteilt und der Rücken wird nicht so schnell müde.

Flache Absätze tragen

Vier Zentimeter sind das Höchste, was Orthopäden auf Dauer erlauben. Frauen, die ständig höhere Absätze tragen, schaden dadurch ihrer Wirbelsäule. Der Schwerpunkt des Körpers wird so verlagert, dass das Becken gekippt und das Hohlkreuz noch weiter vertieft wird; vor allem die Bandscheiben werden dadurch stärker belastet. Die Bauch- und Rückenmuskulatur wird ebenfalls durch diese unnatürliche Körperhaltung in Mitleidenschaft gezogen. Auf Dauer verkürzt sich die hintere Beinmuskulatur, sodass die Frauen Schmerzen haben, wenn sie barfuß laufen, und überhaupt keine Schuhe ohne hohe Absätze mehr tragen können.

Maximal vier Zentimeter Absatzhöhe

Richtig heben

Sich niemals nach einer Last bücken. Immer so nahe wie möglich an den Gegenstand herantreten, davor in die Hocke gehen und dabei den Rücken gestreckt lassen. Die Last nun langsam anheben und gleichmäßig weiteratmen. Wer diese Technik befolgt, verringert die Belastung seiner Bandscheiben um etwa 20 Prozent gegenüber dem Heben mit gekrümmtem Rücken. Orthopäden empfehlen übrigens: Frauen sollten niemals mehr als 15 Kilogramm heben; für Männer beträgt die »zumutbare Last« im Alter zwischen

Lasten gleichmäßig rechts und links sowie nahe am Körper tragen

19 und 45 Jahren 55 Kilogramm, in jüngeren bzw. älteren Jahren sind es 35 bzw. 45 Kilogramm.

Richtig tragen

Die Lasten gleichmäßig auf beide Hände verteilen und sie mit aufgerichteter Wirbelsäule möglichst nahe am Körper tragen. Wird eine Last mit beiden Händen vor dem Bauch getragen, sollte die Wirbelsäule nach hinten zurückgebogen werden, weil in dieser Haltung die Bandscheiben gleichmäßiger belastet werden.

Richtig schlafen

Zur Entlastung von Bandscheiben und Rückenmuskulatur mit angewinkelten Hüft- und Kniegelenken auf der Seite schlafen

Eine gute Nachtruhe ist für die Bandscheiben besonders wichtig, damit sie genügend Flüssigkeit und Nährstoffe aufnehmen können. Am besten im Bett ist eine feste, nur wenig nachgebende Matratze, in der sich eine Absenkung für die Schultern, eine Abstützung der Lendengegend und eine leichte Absenkung für die Hüfte bildet, damit die Wirbelsäule während des Schlafens eine gerade Linie bildet. Wichtig ist zudem ein Kissen, das in Seitenlage den Höhenunterschied zwischen Schulter und Wange ausgleicht. Das alles trägt dazu bei, dass die Wirbelsäule während des Liegens nicht gekrümmt ist.

In diesem Zusammenhang noch zwei andere gute Ratschläge: Möglichst auf der Seite schlafen, mit angewinkelten Hüft- und Kniegelenken. Sowohl die Bandscheiben als auch die Rückenmuskulatur werden in dieser »Kauerstellung« am besten entlastet. Und: Am Morgen nicht gleich aus dem Bett springen, sondern erst einen Augenblick auf der Bettkante sitzen bleiben und dann den Körper langsam aufrichten. Das erspart den Bandscheiben eine plötzliche starke Belastung und so manchem Menschen einen Hexenschuss – siehe auch Kapitel 2.

2 Die kranke Wirbelsäule

Dass die Wirbelsäule des Menschen mit den Jahren de-
generiert, ist ein physiologischer Tatbestand. Das bedeutet aber nicht, dass man sich mit einer kranken Wirbelsäule abfinden muss. Nachfolgend sind die Mittel und
Methoden der Mehrpunkt-Stabilisierungs-Therapie auf-
geführt, durch die eine Besserung des Befindens erreicht
wird. Außerdem werden einige Krankengeschichten aus
dem Schwarzwald MedicalResort Obertal geschildert
und die entsprechenden Behandlungsformen erläutert.
Und last but not least gibt es eine »Rückenschule«.

*Ab dem 40.
Lebensjahr zeigt
die Wirbelsäule
vielfach dege-
nerative Verän-
derungen*

Was die Wirbelsäule krank macht:
Am Anfang ist der Verschleiß

Eines der ersten Organe im Körper des Menschen, das sich
mit den Jahren deutlich verändert, ist seine Wirbelsäule.
Bereits ab 40 sind an ihr bei etwa der Hälfte aller Patienten
im Röntgenbild degenerative Veränderungen festzustellen.
Weil die Belastung größer gewesen ist als die Belastbarkeit,
sind wesentliche Bestandteile der Wirbelsäule verbraucht
und verschlissen, ist vollwertiges Gewebe durch minder-
wertige Substanz ersetzt worden, haben sich Form und Ge-
stalt teilweise verändert.

Diese Degeneration der Wirbelsäule ist an sich keine
Krankheit. Sie ist vielmehr ein physiologisches, zum Leben gehörendes Geschehen – bedingt durch den aufrechten Gang des Menschen, der den Stütz- und Bewegungsap-

parat aus Wirbelkörpern und Bandscheiben, Muskeln und Bändern besonders stark belastet.

Ein starkes Muskelkorsett kann vor Kreuzschmerzen schützen

Die Veränderungen an der Wirbelsäule verursachen auch nicht zwangsläufig Beschwerden. Wenngleich die Wahrscheinlichkeit dafür mit den Jahren durch den zunehmenden Verschleiß immer größer wird, gibt es doch ältere Menschen, die nie in ihrem Leben unter Kreuzschmerzen gelitten haben. Unter anderem deshalb nicht, weil ein ausreichend starkes Muskelkorsett sie gesund aufrecht hält. Andererseits haben bereits Jugendliche und jüngere Erwachsene ihr »Kreuz mit dem Kreuz«, weil bei ihnen Risikofaktoren den Verschleiß der Wirbelsäule beschleunigen und verstärken.

Degenerative Veränderungen der Wirbelsäule bleiben also niemandem erspart, sie gehören zum Altern wie die Falten der Haut. Bei vielen Menschen jedoch entstehen sie frühzeitiger und ausgeprägter, als zu erwarten gewesen wäre – und deren Zahl wird immer größer.

Bewegungsmangel: Eine Hauptursache für Wirbelsäulenprobleme

Einer der wesentlichen Gründe dafür ist leider der alltägliche Bewegungsmangel. Wer nur noch sitzt – bei der Arbeit am Schreibtisch, nach Feierabend vor dem Fernsehgerät, zwischenzeitlich am Steuer des Autos – der schadet seiner Wirbelsäule gleich mehrfach. Bewegungsmangel lässt die Muskulatur von Rücken, Bauch und Gesäß, welche die Wirbelsäule aufrecht hält, erschlaffen.

Haltungsfehler verstärken den Verschleiß der Wirbelsäule

So entstehen Haltungsfehler wie der »schlaffe Rundrücken« mit nach vorn hängenden Schultern, leicht vom Brustkorb abstehenden Schulterblättern und verstärkter Krümmung der Brustwirbelsäule nach hinten. Oder der »Hohlrundrücken« mit verstärkter Krümmung der Wirbelsäule im Bereich der Brust- und Lendenwirbel sowie zugleich nach vorn gekipptem Becken. Bereits geringe

Fehlhaltungen dieser Art bedingen Veränderungen der Wirbelkörper und Fehlbelastungen der Bandscheiben. Sie führen deshalb auf Dauer mit Sicherheit zu vermehrtem Verschleiß und zu bleibenden Schäden an der Wirbelsäule.

Bewegungsmangel begünstigt Übergewicht. Das ist an sich schon schlimm genug, weil jedes Kilogramm zu viel eine ständige Mehrbelastung der Wirbelsäule bedeutet. Hinzu kommt noch, dass der Fettansatz am Bauch dort die stützende Muskulatur erschlaffen lässt und mit seiner Masse vor allem an der Lendenwirbelsäule zerrt. So entstehen mit der Zeit ebenfalls Fehlhaltungen samt ihren Folgen: »Hängebauch macht Hohlkreuz«!

Bewegungsmangel ist die größte Gefahr für die Bandscheiben. Sie sind, wie bereits beschrieben, nicht an den Kreislauf angeschlossen, werden also nicht vom Blut versorgt. Sie sind deshalb auf einen beständigen Wechsel von Belastung und Entlastung angewiesen, damit – zum einen – Abfallprodukte aus ihnen herausgepresst werden und – zum anderen – Flüssigkeit samt Nährstoffen in sie hineinsickern kann. Die Bandscheiben leben von der Bewegung, Bewegungsmangel lässt sie vorzeitig altern und verschleißen. Das ist ein ganz wesentlicher Grund dafür, dass die meisten Fälle von degenerativen Erkrankungen der Wirbelsäule von den Bandscheiben ausgehen.

Degenerative Erkrankungen der Wirbelsäule beginnen häufig bei den Bandscheiben

Das Krankheitsgeschehen beginnt damit, dass der Gallertkern weniger Wasser bindet und deshalb die Bandscheibe buchstäblich austrocknet. Diese sogenannte Chondrosis vertebralis bedingt einen Verlust an Elastizität, sodass Stoßkräfte nicht mehr so gut abgepuffert werden, sowie einen Verlust an Höhe, der den Raum zwischen den Wirbelkörpern schmaler werden lässt. Ebenso damit verbunden ist ein Verschleiß von Gewebe, der schmerzhafte Folgen haben kann – entweder durch eine Vorwölbung (Protrusion) oder einen Vorfall (Prolaps) des Gallertkerns.

Diese degenerativen Veränderungen bleiben nicht auf die Bandscheiben allein begrenzt. Sie erfassen das gesamte Bewegungssegment. Dazu gehören jeweils zwei benachbarte Wirbelkörper mit der dazwischenliegenden Bandscheibe samt Wirbelgelenken, Bändern und Muskulatur. Verändert sich auch nur ein Teil dieser Funktionseinheit, führt das zwangsläufig zu Reaktionen der anderen Bestandteile. Ist die Bandscheibe erst einmal flacher geworden, hat das im Wesentlichen drei Folgen.

Bei einer Chondrosis vertebralis bindet der Gallertkern zu wenig Wasser und die Bandscheibe trocknet aus

Was passiert, wenn die Bandscheibe flacher geworden ist?

- Die Wirbelkörper rücken enger zusammen. Bei Bewegungen der Wirbelsäule stoßen ihre Deck- bzw. Grundplatte aneinander; deren Knochenstruktur verändert sich daraufhin, wird teilweise dichter und unregelmäßiger (Osteochondrose).

- Die Ränder benachbarter Wirbelkörper reiben aufeinander. Das führt zu Entzündungen und als Reaktion darauf zur Neubildung von knöchernen Randwülsten (Spondylose), die nach ihrem Aussehen als »Randzacken« oder »Ausziehungen« bezeichnet werden.

Osteochondrose, Spondylose, Spondylarthrosis deformans

- Das gesamte Gefüge des Bewegungssegmentes lockert sich. Damit sich dennoch die Wirbelkörper nicht allzu weit gegeneinander verschieben, werden sie vor allem von den kleinen Wirbelgelenken zusammengehalten. Diese werden durch die übermäßige Führungsfunktion außergewöhnlich belastet und ihr Knorpel wird vorzeitig verschlissen (Spondylarthrosis deformans).

Diese degenerativen Veränderungen der Wirbelsäule können sich gegenseitig verstärken, müssen jedoch nicht unbedingt Schmerzen verursachen. Mit ihnen besteht allerdings eine latente Krankheitsbereitschaft, für deren Auslösung ein kleiner Zusatzimpuls genügen kann – eine falsche Bewegung ebenso wie Infektionen, Entzündungen oder auch seelische Belastungen (alles darüber ab Seite 64).

Was der kranken Wirbelsäule am besten hilft:

Die Mehrpunkt-Stabilisierungs-Therapie

Jeder Patient, den degenerative Veränderungen der Wirbelsäule krank gemacht haben, sollte wissen: Es ist durchaus wieder ein besseres Leben mit der Krankheit zu erreichen, weitgehend ohne Beschwerden und mit größerer Beweglichkeit. Zudem kann das Fortschreiten des Leidens verlangsamt werden.

Die Mehrpunkt-Stabilisierungs-Therapie macht das möglich. Sie ist eine Besonderheit am Schwarzwald MedicalResort Obertal. Sie wurde von den dort tätigen Ärzten aufgrund ihrer Erfahrungen entwickelt, und sie wird nur dort in dieser Form zur Therapie degenerativer Veränderungen der Wirbelsäule eingesetzt. Bei der Behandlung wird Punkt für Punkt vorgegangen. Dabei geht es um die Schmerzbekämpfung ebenso wie um die Verbesserung der Leistungsfähigkeit und um die Vorsorge zur Vermeidung von Rückfällen. Dazu gehört es auch, dass ein verkürzter Muskel erst gedehnt werden muss, bevor er gekräftigt werden kann, weil es sonst zu starken Schmerzen kommt. Das wiederum geschieht von verschiedenen Ansatzpunkten her, ganz im Sinne einer »synergistischen Therapie« mit unterschiedlichen Mitteln und Methoden, die zusammenwirken und sich gegenseitig ergänzen.

Während die funktionelle Physiotherapie durch besonders ausgebildete Therapeuten erfolgt, bleiben die anderen Maßnahmen der Mehrpunkt-Stabilisierungs-Therapie zur

Die Mehrpunkt-Stabilisierungs-Therapie wurde von den Ärzten am Schwarzwald Sanatorium Obertal entwickelt

Bereits eine einzige Neuraltherapie kann für lange Zeit schmerzfrei machen

Behandlung verschleißbedingter Erkrankungen der Wirbelsäule den Ärzten vorbehalten. Das sind Neuraltherapie, Chirotherapie, Immuntherapie mit Thymosand®-Peptiden, Homöopunktur mit einem Gelenkspezifikum und Akupunktur. Außerdem erfolgt die homöopathische Kombinationstherapie mit Dularell® N und Miburell®, um die Beschwerden und Entzündungen an den Gelenken und Muskeln der Wirbelsäule zu beseitigen sowie die Durchblutung zu fördern und Verkrampfungen entgegen zu wirken.

Neuraltherapie: Spritze für die Nerven

Der Begriff Neuraltherapie besagt es: Die Behandlung gelangt über Nerven zur Wirkung. Ihre Mittel sind Heilanästhetika, die – sobald sie in den Körper injiziert sind – in die Membran von Nervenzellen eingebaut werden. Dadurch werden Schmerzreize unterdrückt und deren Weiterleitung wird blockiert. Das Besondere dabei: Die schmerzstillende Wirkung dauert länger an, weil die Heilanästhetika das gestörte Energiepotenzial von Nervenzellen normalisieren und damit eine Ursache der Schmerzen ausschalten. Günstigenfalls kann eine einzige Neuraltherapie auf Wochen und Monate schmerzfrei machen, manchmal sogar für immer.

Die Heilanästhesie stoppt den Schmerz und entkrampft die Muskeln

Die klassische Neuraltherapie wurde im Jahre 1925 von Dr. Ferdinand Huneke in Düsseldorf begründet. Sie befasst sich vor allem mit dem Auffinden und Ausschalten sogenannter Störfelder, die – vergleichsweise – wie Störsender über das Nervensystem im Körper dazwischenfunken und weit entfernt liegende Organe krank machen.

Wie die therapeutische Heilanästhesie wirkt

Die therapeutische Heilanästhesie ist eine spezielle Form der Neuraltherapie. Sie wirkt zwar ebenfalls über die Nerven, jedoch wird das Heilanästhetikum gezielt dort injiziert, wo der Schmerz sitzt – oder in den Bereich von schmerzhaften Triggerpunkten an entfernten Körperstellen, die in besonderer Beziehung zum Krankheitsgeschehen stehen.

Sie wird bei den verschiedensten Erkrankungen des Stütz- und Bewegungsapparates genutzt, sowohl allein als Monotherapie als auch in Kombination mit anderen ärztlichen Maßnahmen. Besonders bewährt hat sich die therapeutische Heilanästhesie, weil sie gleich zweifach wirkt. Sie blockiert den Schmerz und erlaubt somit die ungehinderte Bewegung. Darüber hinaus wird durch sie verkrampfte Muskulatur entspannt und eingeschränkte Durchblutung vermehrt, was die Besserung der Beschwerden zusätzlich noch begünstigt.

Den großen Nutzen dessen bestätigte unter anderem eine Umfrage in 96 orthopädischen Fachpraxen in Deutschland. Es wurden insgesamt 198 Patienten wegen eines Halswirbelsäulen-Syndroms mit therapeutischer Heilanästhesie behandelt. Allein dadurch wurden 39 Prozent von ihnen völlig beschwerdefrei und bei weiteren 48 Prozent besserte sich der Zustand deutlich. Lediglich zwei Prozent der Patienten stellten keine Änderung zum Guten an sich fest.

Immuntherapie mit Thymosand®-Peptiden: Signale zum Gesundwerden

Einen bedeutsamen Anteil an der Entwicklung der Immuntherapie hat das Schwarzwald MedicalResort Obertal unter dem großen persönlichen Einsatz des ehemaligen Chefarztes Dr. Hermann Geesing. Hier ein kurzer Überblick über den Stand des Wissens und der Nutzung.

Die Funktionen des Thymus

Der Thymus ist ein wichtiges Zentralorgan für die körpereigenen Abwehrkräfte des Immunsystems. In seiner Rinde werden weiße Blutkörperchen, die aus dem Knochenmark

Der Thymus ist ein wesentlicher Faktor für Gesundheit und Gesundung

stammen, durch Signalstoffe für spezielle Aufgaben programmiert. Sie werden deshalb Thymusabhängige Lymphozyten genannt, abgekürzt: T-Zellen. Von ihnen gibt es verschiedene Gruppen mit besonderen Aufgaben: T-Killerzellen, die eingedrungene Erreger attackieren und unschädlich machen. Außerdem T-Helferzellen, die entweder aktivierend wirken, indem sie weitere körpereigene Abwehrkräfte mobilisieren, oder suppressorisch, indem sie nach erfolgreicher Abwehr die Immunkräfte wieder hemmen und dadurch überschießende Reaktionen verhindern.

Im Thymus werden spezielle Zellen gebildet, die für die körpereigenen Abwehrkräfte von größter Wichtigkeit sind

Kann der Thymus diese Funktion nicht bestmöglich erfüllen, wird der Mensch anfälliger für Infektionen durch Viren und Bakterien. Es können auch eher sogenannte Autoimmunkrankheiten entstehen, bei denen Abwehrkräfte körpereigenes Gewebe als fremd und gefährlich verkennen und es deshalb angreifen. Ursache dessen können sowohl übermäßige körperliche Belastung und starker psychischer Stress als auch der natürliche Alterungsprozess sein. Denn bereits ab dem 20. Lebensjahr bildet sich der Thymus beständig zurück, sodass im Alter von etwa 45 Jahren bei jedem Menschen die Thymopause erreicht ist. Vergleichbar dem Ausfall der Sexualhormone in der Menopause (das ist der Zeitpunkt der letzten Monatsblutung der Frau) lassen in der Thymopause die Hormone des Thymus nach.

Injektionslösung sorgt für den Nachschub von Thymosand®-Peptiden

Wenn im Alter von 45 Jahren die Thymopause eintritt, können die immunregulatorischen Wirkstoffe dem Körper mit Injektionen zugeführt werden

Die Kenntnis dieser Zusammenhänge birgt die Chance von Gegenmaßnahmen. Die immunregulatorischen Wirkstoffe, die der Thymus selbst nicht mehr ausreichend produziert, werden dem Körper mit Injektionen von außen zugeführt. Sie greifen regulierend in das Netz der körpereigenen Botenstoffe ein und erreichen darüber zwei Wirkungen zugleich. Erstens eine Normalisierung, sodass wieder genügend Lymphozyten zur Verfügung stehen, auch zur Abwehr von Infektionen. Zweitens eine Harmonisierung, sodass unerwünschte Immunreaktionen verhindert werden, etwa bei Allergien.

Diese Immuntherapie ist eine Spezialität am Schwarzwald MedicalResort Obertal. Seit 1977 wird sie in unserer Privatklinik gegen verschiedenste Störungen des Immunsystems und deren Folgen angewendet. Hier wurden auch die Thymosand®-Peptide entwickelt. Ihre Wirkstoffe sind die wichtigsten Peptide (das sind bestimmte Eiweißstoffe) aus dem Thymus. Als ein standardisiertes, naturidentisches Arzneimittel enthält es diese Thymus-Peptide stets in derselben Menge bei gleichbleibender Aktivität, in höchster Reinheit und ohne Konservierungsstoffe.

Thymosand®-Peptide wirken in mehrfacher Hinsicht

So weit, so gut. Thymosand®-Peptide sind zweifelsohne ein ausgezeichnetes Arzneimittel für die Immun-Therapie, um die körpereigenen Abwehrkräfte zu normalisieren und zu harmonisieren. Nicht genug damit: Thymosand®-Peptide sind ein Arzneimittel, das hilfreich in allgemeine Ordnungsprinzipien des Körpers eingreift. Und das macht diese Immuntherapie auch wertvoll für die Behandlung von degenerativen Erkrankungen der Wirbelsäule sowie der Gelenke in den Gliedmaßen (siehe auch Kapitel 3).

Thymosand®-Peptide haben diesbezüglich mehrfach positive Wirkung. Sie aktivieren Makrophagen, die als sogenannte Fresszellen das vermehrt anfallende verschlissene Gewebe verschlingen und dadurch beseitigen. Sie stimulieren den Stoffwechsel der Osteoblasten und der Chondroblasten (siehe Kapitel 1), sodass diese Zellen neuen Knochen bzw. neuen Knorpel bilden können. Und sie fördern die Einlagerung spezieller Substanzen in die Bandscheiben, damit deren Gallertkern wieder etwas mehr Flüssigkeit binden kann.

Thymosand® aktiviert die Makrophagen, stimuliert den Stoffwechsel der Osteoblasten und Chondroblasten, fördert die Einlagerung spezieller Substanzen in die Bandscheiben

Kausaltherapie gegen Rückenschmerzen

Reizungen der Nervenwurzeln sind häufig die Ursache von Schmerzen

Eine häufige Ursache von akuten und chronischen Rückenschmerzen sind entzündete Nervenwurzeln im Bereich der Lendenwirbelsäule, der Brustwirbelsäule und der Halswirbelsäule. Diese werden hervorgerufen, wenn die Nervenwurzeln ständig belastenden Reizen ausgesetzt sind, zum Beispiel aufgrund von Bandscheibenvorwölbungen, durch den fortschreitenden Verschleiß der Wirbelgelenke oder durch Einengungen des Rückenmarkkanals und der seitlichen Nervenaustrittsöffnungen. Darüber hinaus können die Entzündungen nach bereits erfolgten Bandscheibenoperationen sowie bei akuten oder chronischen Reizungen des Ischiasnervs auftreten.

Um diesen Patienten schnell und anhaltend zu helfen, werden am Schwarzwald MedicalResort Obertal zwei innovative Verfahren miteinander kombiniert: die ultraschallgesteuerte Periradikuläre Injektionstherapie (PRT) zur unmittelbaren Behandlung der Schmerzen und die computer-gestützte MedX-Therapie zur Kräftigung der Stabilisierungsmuskeln der Wirbelsäule.

Periradikuläre Injektionstherapie (PRT) für die schnelle Schmerz-Beseitigung

Zur Durchführung der Periradikulären Injektionstherapie macht es sich der Patient in Bauchlage auf einer Behandlungsliege bequem. Als Erstes wird dann mit einer Ultraschalluntersuchung die Schmerzquelle exakt lokalisiert. Hat der behandelnde Arzt sie gefunden, wird anschließend – ebenfalls unter Ultraschall-Kontrolle – eine hauchdünne Injektionsnadel in die unmittelbare Nähe der entzündeten Nervenwurzel gebracht. Durch sie werden dann ein hochwirksames entzündungshemmendes Medikament sowie ein örtlich wirksames Betäubungsmittel injiziert. Der ganze Vorgang ist schmerzfrei, lediglich das Einbringen der Injektionsnadel wird als kleiner Pieks wahrgenommen. Da die Behandlung im Gegensatz zu der sonst üblichen CT-Technik unter Ultraschall-Kontrolle vorgenommen wird, kommt es dabei zu keinerlei schädlichen Strahlenbelastung.

Periradikuläre Injektionstherapie sorgt für rasche Schmerzlinderung

Schmerzlinderung schon nach der ersten Injektion

Bei etwa jedem dritten Patienten ist es so, dass bereits während der Injektion oder kurz danach die Schmerzen deutlich nachlassen. Wer zuvor wochen- oder monatelang darunter gelitten hat, für den ist die Periradikuläre Injektionstherapie wirklich ein Segen. Die Anwendung selbst ist harmlos und dauert pro Injektion etwa zehn Minuten. Nach einer kurzen Ruhezeit von 20 bis 30 Minuten können die Behandelten aufstehen und gehen. Auch wenn sich bereits nach der ersten Injektion eine Schmerzlinderung einstellt – für eine völlige und anhaltende Schmerzfreiheit müssen die Injektionen im Abstand von einigen Tagen wiederholt werden. Der optimale Therapieerfolg stellt sich bei den meisten Patienten nach vier bis sechs Injektionen ein.

MedX-Therapie: medizinisches Muskeltraining gegen Rückenschmerzen

Damit die Schmerzen nach einigen Monaten nicht wieder kommen, erfolgt im Anschluss an die Periradikuläre Injektionstherapie die computer-gestützte MedX-Therapie. Mit ihr ist es möglich, gezielt die kleinen Stabilisierungsmuskeln des Rückens zu trainieren, wozu bislang sonst kein anderes Verfahren in der Lage ist. Diese winzigen Muskeln geben der Wirbelsäule Halt und stützen sie. Die Wirksamkeit der MedX-Therapie wurde übrigens mit einer in der US-Fachzeitschrift *Orthopedics (18 (10); 971-81)* veröffentlichten Studie überzeugend belegt. Ganze 76 Prozent der mit diesem Verfahren behandelten Patienten konnten von ihren Schmerzen dauerhaft befreit werden oder verspürten eine deutliche Linderung. Bei 94 Prozent der damit Behandelten kam es auch ein Jahr nach Abschluss der Therapie nicht zu einem erneuten Wiederauftreten der Rückenschmerzen.

Besserung gleich vom ersten Tag an

MedX-Therapie kräftigt die Stabilisierungsmuskeln der Wirbelsäule

Die MedX-Therapie erfolgt unter therapeutischer Anleitung zwei- bis dreimal in der Woche an einem speziellen MedX-Gerät. Dabei wird im Sitzen mehrmals eine Rückenlehne mit Kraftaufwand nach hinten gedrückt. Diese Lehne ist mit einem vom Computer ermittelten und nach den jeweiligen individuellen Erfordernissen bemessenen Gewicht beschwert. Durch die Bewegung – dem nach hinten Drücken der Lehne mit dem Rücken – werden gezielt die Stabilisierungsmuskeln der Wirbelsäule trainiert. Keine Sorge: Das Training artet nicht in langes und schweißtreibendes Arbeiten aus. Die effektive Trainingszeit pro Tag und Anwendung liegt lediglich zwischen 70 und 105 Sekunden – in dieser kurzen Zeit ist der optimale Erfolg erzielbar. Schon nach einigen wenigen kurzen Trainingseinheiten ist eine deutliche Kräftigung der Rückenmuskeln nicht nur spürbar, sondern auch messbar. Gleich nach den ersten Anwendungen beschreiben viele Patienten, dass sie sich »leichter«, »besser« und »beweglicher« fühlen. Selbst Patienten, bei denen wegen ihrer Rückenschmerzen schon eine Operation vorgesehen war, profitieren deutlich von der MedX-Therapie: Laut einer in *Archives of Physical Medicine & Rehabilitation (Vol. 80, Nr. 1)* veröffentlichten Untersuchung war bei 92 Prozent dieser Patienten nach der MedX-Therapie kein operativer Eingriff mehr nötig. Hand auf's Herz: Wer die Wahl hat – verzichtet doch gerne auf eine Operation, wenn es eine Alternative dafür gibt. Und die MedX-Therapie nach vorhergehender Periradikulärer Injektionstherapie ist eine echte Alternativ; daran gibt es keine Zweifel.

48

Manuelle Therapie: Beschwerden rasch im Griff

Weil der Arzt bei dieser Behandlung von schmerzhaften Funktionsstörungen im Stütz- und Bewegungsapparat nichts anderes gebraucht als seine Hände, wird sie manuelle Therapie (vom lateinischen Wort manus = Hand) oder auch Chirotherapie (von griechisch chiros = Hand) genannt.

Die häufigste Funktionsstörung ist die sogenannte Blockierung. Sie kann an allen Gelenken auftreten, besonders häufig jedoch ist sie an der Wirbelsäule. Ihre Ursachen sind Überbelastungen und Fehlbelastungen – durch schlechte Haltung ebenso wie durch degenerative Veränderungen. Die Nerven in der Gelenkkapsel werden so lange gereizt, bis als Folge darauf schließlich das Gelenkspiel blockiert wird. Das betroffene Gelenk lässt sich nicht mehr frei bewegen – ähnlich einer Schublade, die klemmt und sich nur schwer herausziehen lässt. Die Folgen dessen sind Schmerzen an Ort und Stelle sowie Verspannungen der zugehörenden Muskulatur, die wiederum selbst Schmerzen verursachen.

Manipulationen gegen Gelenk-Blockierungen

Eine Blockierung ist in erster Linie eine Störung der Funktion, ohne organische Schädigung des Gelenkes. Sie muss gelöst werden, damit die Schmerzen vergehen und die volle Beweglichkeit wieder hergestellt wird. Das ist die Domäne der manuellen Therapie. Sie behandelt Blockierungen vor allem mit Handgriffen, die als Manipulationen bezeichnet werden. Eine plötzliche, gezielte, exakt dosierte Bewegung mit Zug oder Schub trennt für den Bruchteil einer Sekunde die Gelenkflächen voneinander. Dabei kann, muss jedoch nicht, ein Knacken zu hören sein. Das löst die Blockierung, und unmittelbar nach einer erfolgreichen Manipulation ist das freie Gelenkspiel wiederhergestellt, vergeht der Schmerz und lösen sich Verspannungen der Muskulatur.

Dieser heilsame Ruck wirkt rasch und gründlich, »mit

Manipulation: Eine plötzliche, gezielte, genau dosierte Bewegung mit Zug oder Schub, die für einen Sekundenbruchteil die Gelenkflächen voneinander trennt

49

hoher Geschwindigkeit und kurzem Weg«, wie die Fach-
kundigen sagen. Er sollte nur von speziell dafür ausgebil-
deten Ärzten ausgeführt werden. Geschicklichkeit, Übung
und Erfahrung garantieren nicht nur den Erfolg der manuellen Therapie. Sie bewahren auch vor seltenen, jedoch möglichen Komplikationen. Beispielsweise können allzu häufige Manipulationen ein Gelenk überbeweglich werden
lassen, sodass es künftig »schlackert« und deshalb nicht
mehr voll funktionstüchtig ist.

Schonender ist die sogenannte Automobilisation, eine
milde Form von manueller Therapie, bei der zum Beispiel
eine Blockierung vom Arzt gelöst wird, indem er ganz bestimmte Eigenbewegungen des Patienten unterstützt und
nutzt.

Homöopunktur: das Beste aus abendländischer und fernöstlicher Medizin

Spezifische Reize durch Injektion von Homöopa- thika in Akupunk- turpunkte

Die Homöopunktur ist ein ebenso innovatives wie auch
wirksames Behandlungsverfahren, das von uns Ärzten
am Schwarzwald MedicalResort Obertal 1997 entwickelt
wurde und seitdem erfolgreich eingesetzt wird. Unser Leit-
gedanke dabei war, die Vorzüge zweier Heilmethoden zu
vereinen, sodass sie sich gegenseitig ergänzen und verstärken. Unsere bis heute mit der Homöopunktur gemachten
Erfahrungen zeigen: Gemeinsam sind die westliche Homöopunktur und die östliche Akupunktur noch wesentlich
erfolgreicher, als jedes dieser Verfahren es ohnehin schon
für sich alleine ist.

Bei der Homöopunktur werden ausgewählte homöopathische Spezifika in charakteristische Akupunkturpunkte
oder Segmente der Haut injiziert. Auf diese Weise werden
organgerichtete Reize gesetzt, die eine nachhaltige Aktivierung und Harmonisierung aller körpereigenen Systeme erreichen, um eine optimale Funktion und Zellgesundheit zu
gewährleisten. Dies betrifft einzelne Organe ebenso wie

den gesamten Stütz- und Bewegungsapparat. Hier kommen insbesondere diese drei Spezifika zur Anwendung:

- Articurell® als Gelenk- und Bindegewebs-Spezifikum
- Berberell® als Muskel-Spezifikum
- Cortisorell® als Nebennieren-Spezifikum

Spezifika für den Stütz- und Bewegungsapparat

Zusammen bewirken diese Spezifika bei Erkrankungen des Stütz- und Bewegungsapparates eine Linderung der Schmerzen, eine Beseitigung von Entzündungen und Reizzuständen, eine Lösung von krankhaften Muskelverspannungen sowie eine Anregung der Selbstheilungskräfte zur Regeneration der Gelenke, der Knorpel, der Muskeln, des Bindegewebes, der Sehnen und der Bänder.

Akupunktur: Wirkung bis ins Gehirn

Die Chinesen behandeln schon seit ein paar Jahrtausenden so: Spitze Nadeln werden in genau festgelegte Punkte der Haut gestochen, die in besonderer Wechselwirkung zu inneren Organen stehen. Einerseits können die inneren Organe über sie ihre Störungen an die Körperoberfläche melden; dann entstehen die schmerzhaften Triggerpunkte in der Haut. Andererseits kann von der Haut aus die Funktion der inneren Organe beeinflusst und Schmerz gestillt werden. Der Körper des Menschen ist übersät mit insgesamt 361 klassischen Akupunkturpunkten. Werden alle demselben inneren Organ zugeordneten Punkte mit Linien verbunden, ergeben sich 14 sogenannte Meridiane.

Akupunktur erreicht: Muskellockerung, Durchblutungsförderung, Schmerzlinderung

Anfangs wurde im Westen die Akupunktur aus Fernost als alternative Behandlungsmethode rundweg abgelehnt. Heute wird sie akzeptiert und angewendet, weil ihre wissenschaftlichen Grundlagen nun besser bekannt sind.

Wie der Verlauf der Meridiane erforscht wurde

Akupunkturpunkte und Meridiane

Akupunkturpunkte unterscheiden sich tatsächlich von der umgebenden Haut. Sie sind empfindsamer für Schmerzen und sensibler für Druck. Sie haben einen verminderten elektrischen Hautwiderstand und deshalb eine erhöhte Stromdurchlässigkeit. Eigenartigerweise stimmen viele dieser Punkte überein mit Stellen, an denen jeweils ein winziges Bündel aus Nerven und Blutgefäßen die sogenannte Faszie durchbricht. Diese Faszie ist die feste Bindegewebshülle, welche die gesamte Körpermuskulatur umgibt und sie von der Haut trennt.

Meridiane wurden in ihrem Verlauf verfolgt, nachdem eine schwach radioaktiv markierte Flüssigkeit in bestimmte Akupunkturpunkte injiziert worden war. Diese folgte nicht etwa dem Verlauf bekannter Blut- und Lymphgefäße, sondern nahm ihren eigenen Weg durch die Haut – über Meridiane.

Akupunktur: Wie sie funktioniert und was sie bewirkt

Allen diesen Erkenntnissen zufolge funktioniert die Akupunktur tatsächlich, und zwar so: Der Einstich einer Nadel in den Hautpunkt führt zu einer relativ starken elektrischen Schwankung am Ort. Dieser Reiz gelangt zum Gehirn, wird dort verarbeitet und in den Körper zurückgeleitet zu dem Erfolgsorgan, an dem er wirksam werden soll.

Funktionelle Physiotherapie zur Wiederherstellung normaler Zustände und Funktionen

Akupunktur erreicht auf diese Weise eine Lockerung verspannter Muskulatur, eine Verbesserung der Durchblutung und eine Linderung von Schmerzen. Die letztere, analgetische Wirkung ist unter anderem auf einen verblüffenden Effekt zurückzuführen: Werden Nadeln in bestimmte Punkte der Haut gesetzt, werden vom Gehirn mehr Beta-Endorphine ausgeschüttet. Das sind körpereigene Substanzen, die dem Morphium ähneln und wie dieses die Wahrnehmung von Schmerzen hemmen.

Unterstützung durch die funktionelle Physiotherapie

Soweit die ärztlichen Maßnahmen im Rahmen der Mehrpunkt-Stabilisierungs-Therapie der Wirbelsäule. Sie werden sinnvoll ergänzt durch Methoden der physikalischen Therapie. Diese wird auch funktionelle Physiotherapie genannt, weil sie der Wiederherstellung normaler physiologischer Zustände und Funktionen dient.

Ihr grundlegendes Prinzip sind Reize, die wohldosiert und zielgenau gesetzt werden und im Organismus eine entsprechende Antwort auslösen. Mit einer einzigen Behandlung ist das nie getan, es ist stets eine Behandlungsserie über Wochen hinweg erforderlich. Der Erfolg ist abhängig vom Können und Einfühlungsvermögen des Therapeuten sowie letztendlich auch vom Durchhaltewillen und von der Mitarbeit des Patienten.

Bei der Behandlung degenerativer Erkrankungen der Wirbelsäule werden unterschiedliche Methoden genutzt, von Krankengymnastik und Massage über Akupunktmassage und Wärmeanwendungen bis zur Elektrotherapie und Ultraschallbehandlung. Diese große Bandbreite bietet uns Ärzten die Möglichkeit, für jeden Patienten jeweils die Behandlung zu wählen, welche die beste Wirkung bei ihm verspricht.

Das A und O jeder Therapie: der Physio-Check

Jede therapeutische Anwendung wird nur dann zu einem optimalen Ergebnis führen, wenn sie exakt auf den Patienten und sein Leiden ausgerichtet ist. Um sich ein möglichst klares Bild machen zu können, wird der Physio-Check am Schwarzwald MedicalResort Obertal vorgenommen. Diese Teil- oder Ganzkörperuntersuchung basiert auf mehr als 300 Einzeluntersuchungen nach den weltweit gültigen Vorgaben der International Academy of Orthopedic Medicine (IAOM), spezialisiert auf Nichtoperative Orthopädische Medizin und Manuelle Therapie. Auf diese Weise können Fehlfunktionen am Bewegungsapparat oder einzelner Gelenke sehr genau festgestellt werden. Untersucht werden dabei vom obersten Halswirbel bis zum Großzehn-

Exakte Diagnostik des Stütz- und Bewegungsapparates mit dem Physio-Check

grundgelenk sämtliche Gelenke und wichtigen Muskeln, wobei als Kriterien die Beweglichkeit, Kraft, Stabilität und Schmerzprovozierbarkeit ebenso einbezogen werden wie eventuell vorliegende Schwellungen und neurologische Defekte. Ergänzend dazu werden Patientenaussagen über Schmerzen mit Schmerzintensität und Schmerzlokalisierung sowie Zeitpunkte der Schmerzwahrnehmung berücksichtigt. Dieses Vorgehen ergibt eine diagnostische Treffsicherheit von rund 80 Prozent, wogegen Röntgenbilder alleine ohne klinische Untersuchung eine Fehlerquote von mindestens 30 Prozent aufweisen. Dadurch wird die ideale Basis für die anschließende Behandlung geschaffen, da somit auch die beste Auswahl der therapeutischen Anwendungen getroffen werden kann.

Durch krankengymnastische Übungen wird die Rücken- und Bauchmuskulatur systematisch auftrainiert

Krankengymnastik: Kräftigt die Muskulatur

Die »gezielte, planmäßige Durchführung gymnastischer Übungen mit Kranken«, so die Definition der Krankengymnastik, ist eine der wichtigsten Maßnahmen für die physikalische Therapie des Stütz- und Bewegungsapparates. Sie ist weit mehr als ein bloßes Muskeltraining, denn auch das Zusammenspiel der Muskulatur wird trainiert. Es werden die Funktionen von Gelenken verbessert und Bewegungen eingeübt durch Gegenbewegungen, bei denen sich der eine Muskel dehnt und der andere streckt. Dadurch werden geschwächte Muskeln gestärkt, verkürzte Muskeln gedehnt, verspannte Muskeln entspannt und gekrümmte (kontraktierte) Gelenke gebessert. Erst das ergibt die ganze Harmonie einer Bewegung.

Krankengymnastik umfasst sowohl das Training einzelner Gelenke und ganzer Muskelgruppen als auch die Korrektur und den Abbau von Haltungsfehlern und Bewegungsstörungen. Das wird erreicht mit aktiven Bewegungen (die vom Patienten selbst ausgeführt werden) und mit passiven Bewegungen (die der Therapeut am Patienten durchführt) sowie mit Lagerungen und mit Entspannungsübungen, um nur einige wichtige Methoden zu nennen.

Ein ebenso wichtiger wie wirksamer Bereich der Krankengymnastik ist die manuelle Therapie zur Behandlung von Funktionsstörungen am Bewegungsapparat. Dazu werden mit diagnostischen Handgriffen Bewegungsstörungen lokalisiert und analysiert. Anschließend folgen therapeutische Handgriffe zur Schmerzlinderung sowie zur Beseitigung von Bewegungseinschränkungen.

Die heilsame Kraft des Wassers

Ein weiterer Bestandteil der Krankengymnastik ist das therapeutische Schwimmen. Der Auftrieb des Wassers bei einer Temperatur zwischen 28 und 30 Grad vermindert Schmerzen und erleichtert Bewegungsvorgänge. Eine Besonderheit, welche diese physikalische Eigenschaft des Wassers ausnützt, ist das am Schwarzwald MedicalResort Obertal angewandte Aquariding. Auf speziellen Fahrrädern im warmen Wasser fahren Patienten Rad. Das hat gleich mehrere Vorteile: Die Gelenke werden schonend bewegt und dadurch wird ihre Versorgung mit Nährstoffen verbessert. Gleichzeitig lastet nicht das volle Körpergewicht auf ihnen, da es durch den Auftrieb des Wassers verringert wird. Dies ermöglicht selbst Patienten mit Arthrose, die sich an Land nur unter Schmerzen fortbewegen können, ein nahezu schmerzfreies Gelenk-Training.

Aquariding entlastet die Gelenke

Im Wechsel dazu werden zur Behandlung degenerativer Gelenkerkrankungen medizinische Bäder mit Sulfomoor vorgenommen. Sie wirken durchblutungsfördernd zur besseren Nährstoffversorgung der Gelenke und lösen Muskelverspannungen.

Die gymnastischen Übungen auch zu Hause fortsetzen

Die Krankengymnastik muss meistens als Einzelbehandlung beginnen. Weil jeder Fall nun einmal seine Besonder-

55

heiten hat, können gleichartige Übungen bei mehreren Patienten häufig nicht denselben guten Erfolg erreichen. Das Ziel der Krankengymnastik ist die Stabilisierung der Wirbelsäule. Sie soll durch konsequentes Auftrainieren der geschwächten Rücken- und Bauchmuskulatur wieder einen festeren Halt gewinnen, sodass Bandscheibenschäden weniger häufig schmerzen.

Jedoch sollte die Krankengymnastik, welche unter Anleitung erlernt worden ist, auch zu Hause fortgesetzt werden, um die gute Haltung zu bewahren und um Rückfälle abzuwenden. Damit die dazu erforderlichen Bewegungsübungen quasi in Fleisch und Blut übergehen, wird am Schwarzwald MedicalResort Obertal nicht nur Einzel-Krankengymnastik mit dem Therapeuten durchgeführt. Zusätzlich gibt es täglich Gruppengymnastik mit den an das jeweilige Krankheitsbild angepassten Übungen. Durch das häufige Wiederholen werden die Bewegungsabläufe verinnerlicht, sodass sie nach dem Klinikaufenthalt zu Hause fast wie von selbst fortgesetzt werden können. Außerdem erzählen unsere Patienten immer wieder davon, wie viel Freude und Spaß ihnen das gemeinsame Training in der Gruppe bereitet.

Zur Vorbeugung von Rückfällen gehört es darüber hinaus auch, verschiedene Verhaltensmaßregeln für den Alltag zu befolgen, wie sie in Kapitel 1 beschrieben sind: richtig stehen, richtig sitzen, richtig heben, richtig liegen.

Massage entspannt die Muskeln, fördert die Durchblutung, transportiert Schlacken aus dem Gewebe, wirkt wohltuend auf die Psyche

Massage: Wirkt auf zwei Ebenen

Die Massage ist zwar ein altbewährtes Hilfsmittel der physikalischen Therapie, aber nicht bei jeder degenerativen Erkrankung der Wirbelsäule angezeigt. Durch Lockern der Muskulatur könnte diese weniger stabil werden, schlimmstenfalls Haltungsfehler begünstigen. Es kommt also auch bei der Massage genau auf die Indikation an.

Die klassische Handmassage wird am Schwarzwald MedicalResort Obertal bevorzugt angewendet (aber auch Bindegewebsmassagen und andere Techniken wie die Unterwassermassage). Da sie in erster Linie auf die Muskulatur wirkt, heißt sie deshalb auch Muskelmassage. Sie wird mit verschiedenen Griffen durchgeführt, die miteinander kombiniert werden. Am Anfang und zum Abschluss wird die ausgleichende, beruhigende Streichung eingesetzt. Dazwischen werden andere Griffe wie Reibung und Knetung, Zirkelung und Klopfung, Vibration und Schüttelung angewendet.

Ergänzend dazu werden bei starken Verspannungen der Muskeln als Folge degenerativer Erkrankungen der Wirbelsäule und der großen Gelenke Unterwasserdruckstrahlmassagen durchgeführt. Während der Patient in einer Wanne mit warmem Wasser liegt, führt der Therapeut unter Wasser mit einer Druckdüse, aus der Wasser mit leichtem Überdruck strömt, streichende oder kreisende Bewegungen an den zu behandelnden Körperteilen aus.

Eine besondere Variante der Massage, die von den allermeisten Patienten sehr gerne angenommen wird, ist die Hot-Stone-Massage – auf deutsch Warmsteinmassage. Dabei werden Steine bis zu etwa 60 Grad Celsius erwärmt und auf die Muskeln gelegt. Die Wärme regt die Durchblutung an und löst Verspannungen.

Verbesserung der Durchblutung, Abtransport von Stoffwechselrückständen

Die zweifache Wirkung der Massage

Richtig ausgeführt, wirkt die Massage auf zwei Ebenen. In erster Linie im körperlichen Bereich, indem sie schmerzhafte Verspannungen der Muskulatur löst, die Durchblutung von Haut und Muskeln verbessert sowie den Abtransport von Stoffwechselrückständen dem Gewebe fördert.

Darüber hinaus wirkt sich Massage wohltuend aus auf das psychische Befinden. Sie löst seelische Anspannung und befreit von Angst, sie lässt den Patienten sich insgesamt gelockert und entkrampft fühlen. Dieser Nutzen ist nicht zu unterschätzen, weil bei vielen Problemen mit der Wirbelsäule auch psychische Störungen hineinspielen; etwa weil man »hartnäckig« ist oder »sich hängen lässt«, »kein Kreuz hat« oder »eine schlechte Figur macht«, wie der Volksmund das sehr anschaulich nennt.

In bestimmten Fällen wird die klassische Massage durch die Lymphdrainage ergänzt. Zum Beispiel dann, wenn Verspannungen der Muskulatur nicht nur die Durchblutung behindern, sondern auch den Fluss der Lymphe stören. Die Griffe mit zu- und abnehmendem Druck bringen den Lymphfluss wieder in Gang und lassen Ödeme abschwellen.

Bei der Akupunktmassage nach Penzel erfolgt die Behandlung durch spezielles Streichen auf der Haut mit Stäbchen, um die Meridiane wieder für den Energiefluss durchgängig zu machen

Akupunktmassage: Lässt Lebensenergie fließen

Diese Therapie wurde von Willy Penzel in Deutschland entwickelt, ausgehend von den Grundlagen der chinesischen Akupunktur. Ebenso wie bei dieser wird bei der Akupunktmassage vorausgesetzt, dass auf Meridianen eine Lebensenergie durch den Körper fließt, welche die Funktion aller Organsysteme steuert. Ein »freier Energiefluss« bedeutet demzufolge Gesundheit, während Krankheit die Folge von einem »gestörten Energiefluss« ist.

Anders als bei der Akupunktur behandelt die »Akupunktmassage nach Penzel« – so ihr vollständiger Name – den Patienten nicht mit Nadeln, sondern mit einfachen Stäben. Sie werden auch nicht in die Haut gestochen, sondern mit ihnen werden von außen nach ganz bestimmten Regeln die Meridiane wieder für einen freien Energiefluss durchgängig gemacht. Diese sogenannte Grund- oder Wurzelbehandlung genügt in vielen Fällen, um die gewünschte Wirkung zu erreichen. Sollte das nicht der Fall sein, folgt eine Punktierung mit einem kleinen Vibrationsgerät an den Stellen der Haut, die den Akupunkturpunkten entsprechen.

In der Regel werden Wärmepackungen mit Moor oder Fango angewendet

Für die Behandlung von Erkrankungen der Wirbelsäule wird die Akupunktmassage relativ häufig eingesetzt. Ist erst einmal mit ihrer Hilfe eine Harmonisierung im Energiehaushalt des Körpers erreicht, so ist damit auch eine Basis geschaffen, die andere Maßnahmen rascher und besser zur Wirkung gelangen lässt.

Wärmeanwendung: Tut dreifach gut

Wirkt Wärme zwischen 40 und 50 Grad eine halbe Stunde lang auf die Haut ein, hat das tiefer reichende Auswirkungen.

1. Die Blutgefäße erweitern sich und ermöglichen eine verbesserte Durchblutung.
2. Die Muskulatur wird entspannt, und ihr Stoffwechsel wird angeregt, weil ihre Zellen dank der vermehrten Blutzufuhr mehr Nährstoffe erhalten. Zudem lässt sich die erwärmte Muskulatur besser bewegen, weshalb Sportler vor dem Start stets Aufwärmübungen machen.
3. Die Rezeptoren im Gewebe, die Schmerz wahrnehmen, sprechen auf Schmerzreize weniger gut an, und in den Nerven werden diese Impulse etwas langsamer weitergeleitet. Beides erklärt die schmerzlindernde Wirkung von Wärmeanwendungen.

Gebräuchliche Mittel dafür sind Wärmepackungen mit Moor, das mit den in ihm enthaltenen Huminsäuren auch positiv auf den Stoffwechsel einwirkt. Fango; ein Mineralschlamm aus Vulkanen, ist ebenfalls ein ausgezeichneter Wärmespeicher.

Elektrotherapie: Reicht tief unter die Haut

Elektrischer Strom ist nicht generell eine Gefahr für die Gesundheit. Richtig angewendet, kann er von großem Nutzen sein, gerade für die Behandlung von Erkrankungen des Stütz- und Bewegungsapparates. Die therapeutische Wirkung wird mit unterschiedlichen Impulsen erzielt, indem entweder Nerven oder Muskeln gereizt werden. Es gibt

Elektrischer Strom hat therapeutische Wirkung

mehrere, unterschiedliche Verfahren, denen gemeinsam ist, dass Gleich- oder Wechselstrom durch den Körper fließt. Je nach Indikation können unterschiedliche Stromarten zum Einsatz kommen.

Mit Hilfe der Elektrotherapie kann Wärme im Gewebe erzeugt werden, wobei die Tiefe durch die Wellenlänge genau festgelegt ist. Dort werden dieselben wohltuenden Effekte erreicht, die Moor und Fango dichter unter der Oberfläche haben. Allerdings müssen alle Maßnahmen der Elektrotherapie vom Arzt verordnet und von einer Fachkraft überwacht werden. Am Schwarzwald MedicalResort Obertal werden – je nach Bedarf – verschiedene Techniken der Elektrotherapie angewendet, bei denen verschiedene Ströme eingesetzt werden, die wiederum verschiedene Auswirkungen auf das Gewebe haben.

Galvanischer Gleichstrom

Gleichstrom gegen die Schmerzen bei Arthrose

Der Gleichstrom fließt in gleicher Richtung. Es gibt mehrere Möglichkeiten der Anwendung. Fließt der Gleichstrom von oben nach unten, ist er »absteigend« und wirkt beruhigend sowie entspannend. Ein »aufsteigender« Gleichstrom von unten nach oben wirkt anregend und tonisierend. Kommt er »querdurchflutend« von den Seiten her, fördert er die Durchblutung und lindert Schmerzen. Der Strom wird »sensibel unterschwellig« dosiert, sodass von ihm nichts weiter als ein leichtes Prickeln in der Haut zu verspüren ist.

Der beständige Stromfluss in eine Richtung kann bei der Therapie von Arthrose noch zu einem weiteren Vorteil genutzt werden: Es wird damit ermöglicht, auf die Haut aufgetragene Medikamentenwirkstoffe bis tief unter die Haut und sogar bis hinein in das Innere von Gelenken zu schleusen. Experten bezeichnen diesen Vorgang als Iontophorese. Man kann sich das in etwa so vorstellen: Wie ein unsichtbarer Bulldozer bugsiert und schiebt der Gleichstrom die Medikamente von der Hautoberfläche vor sich her in die Tiefe, wo sie dann ihre schmerzstillende oder entzündungshemmende Wirkung entfalten.

Hochfrequenztherapie

Diese erfolgt mit elektrischen Strömen bzw. mit elektromagnetischen Wellen, die entsprechend ihrer Frequenz Kurzwellen, Dezimeterwellen oder Mikrowellen heißen. Werden Gewebe mit ihnen bestrahlt, dann lösen sie entweder Schwingungen aus, die Reibungswärme entstehen lassen, oder ihre Energie wird absorbiert und in Wärme umgewandelt. Diese Wärme bildet sich tief im Körper, während auf der Haut nur eine leichte Erwärmung zu verspüren ist.

Man unterscheidet Kurzwellen, Dezimeterwellen und Mikrowellen

Für jeden Fall wird speziell die Hochfrequenz ausgewählt, deren Wellenlänge die optimale Wirkung hat. Mikrowelle beispielsweise ist zwar sehr energiereich, reicht aber nicht weit unter die Haut – nach einem Zentimeter ist ihre Wirkung bereits um die Hälfte reduziert. Dezimeterwelle dagegen dringt tiefer ins Gewebe ein, weil ihre sogenannte Halbwertsdicke bei drei bis fünf Zentimetern liegt.

Die biologische Wirkung der Tiefenwärme ist unabhängig vom Erzeuger gleich gut: Muskelentspannung, Schmerzlinderung, Durchblutungsförderung und Stoffwechselsteigerung.

Interferenzstrom-Therapie

Die Interferenzstrom-Therapie erfolgt am Schwarzwald MedicalResort Obertal mit einem der modernsten und fortschrittlichsten Geräte für Elektrotherapie. Für seine Anwendung werden Elektroden mit nassen Schwämmen im Bereich der schmerzenden Stelle angelegt. Durch sie werden zwei Wechselströme verschiedener Frequenz derart in den Körper geleitet, dass sie sich am Ort des Krankheitsgeschehens kreuzen. Dort entsteht durch Überlagerung (Interferenz) ein niederfrequenter Strom, der Wärme erzeugt.

Bei der Interferenzstrom-Therapie wirken über Elektroden mit nassen Schwämmen zwei unterschiedliche Wechselströme auf die schmerzende Körperstelle ein

Von Vorteil dabei ist, dass die Wechselströme von der Haut kaum wahrgenommen werden und dass es im Körper nicht zu einem Gewöhnungseffekt kommt, also die gewünschte Reizwirkung unverändert gut erhalten bleibt. Angewendet wird diese Form der Elektrotherapie gegen alle Beschwerden, die von der Hals-, Brust- oder Lendenwirbelsäule ausgehen. Während der ganzen Zeit einer Anwendung werden die Einstellungen der verwendeten Ströme vom Therapeuten überwacht und bei Bedarf nachjustiert, sodass stets die optimale Wirkung zur Schmerzstillung, Durchblutungsförderung und Muskelentspannung oder Muskelkräftigung erzielt wird.

Elektromechanische Stimulation EMS

Elektromechanische Stimulation trainiert die Muskeln

Die Elektromechanische Stimulation EMS ist eine Besonderheit der Elektrotherapie. Sie erzeugt keine Wärme, sondern ermöglicht ein Muskeltraining ohne Bewegung. Kurz aufeinanderfolgende Stromstöße simulieren gewissermaßen Nervenimpulse vom Rückenmark her und zwingen den Muskel, sich zusammenzuziehen. Diese »Elektrogymnastik« ist so lange angezeigt, wie ein Muskel infolge einer Nervenschädigung schlaff gelähmt ist. Ein geschwächter Muskel kann damit ganz gezielt gestärkt werden, weil er eine geringere Reizschwelle hat und deshalb eher anspricht als ein gesunder Muskel, der darauf noch nicht reagiert.

Ultraschall dringt tief in den Körper ein und lässt dort Wärme entstehen

Sobald der Muskel wieder willkürlich bewegt werden kann, ist Krankengymnastik wirkungsvoller zum Auftrainieren als die künstlich ausgelösten Muskelzuckungen. Notfalls kann Reizstrom auf Dauer die normale Innervation ersetzen, beispielsweise nach einer Kinderlähmung. In diesen Fällen werden mit seiner Hilfe die Knochen der Gliedmaßen auf ihre natürliche Länge heranwachsen – was ohne Reizstrom nicht möglich wäre.

Ultraschallbehandlung: Verschafft rasch Wärme

Er schwingt so schnell, dass er vom Ohr nicht mehr wahrgenommen werden kann: Ultraschall für medizinische Zwecke hat eine Frequenz von mehr als 20.000 Hertz, das Gehör reicht nur bis etwa 16.000 Hertz (wobei 1 Hertz eine Schwingung pro Sekunde ist). Er dringt besonders tief in den Körper ein und bringt dort Moleküle des Gewebes zum Schwingen. Das bewirkt eine Art Mikromassage und lässt vor allem Wärme entstehen – mit allen ihren guten Auswirkungen.

Um Ultraschall für die Behandlung nutzen zu können, muss er direkt in den Körper des Patienten geleitet werden, denn Luft leitet ihn kaum. Deshalb wird die Haut mit einem Kontaktgel bestrichen und dort der Schallkopf aufgesetzt, von dem die unhörbaren Töne ausstrahlen. Der Schallkopf muss währenddessen ständig bewegt werden, damit nicht etwa an einem Punkt unter der Haut zu viel Wärme entsteht, die das Gewebe schädigen könnte.

Bei der Behandlung werden in der Regel die schmerzenden Stellen direkt beschallt. Möglich sind aber auch andere Anwendungen, wie zum Beispiel die Beschallung entlang eines Nervenstranges, etwa des Ischiasnerves, oder der sogenannten Triggerpunkte, die bei Funktionsstörungen innerer Organe als Schmerzpunkte in der Haut entstehen und über die sich das gestörte Organ günstig beeinflussen lässt.

Dorn und Breuß: Eine sichere und wirkungsvolle Methode gegen Wirbelsäulen-Schiefstellungen

Wie an mehreren Stellen dieses Buches geschildert, kann es aufgrund degenerativer Erkrankungen, Muskelverspannungen, Fehlhaltungen oder anderer Ursachen zu Schiefstellungen der Wirbelsäule und des Beckens kommen. Um diese ebenso effektiv wie nebenwirkungsfrei zu behandeln, wenden unsere Therapeuten die Wirbelsäulentherapie nach Dieter Dorn und Rudolf Breuß an. Dabei werden

Spezielle Handgriffe zur Korrektur der verschobenen Wirbel

erst durch spezielle Handgriffe verschobene Wirbel wieder ausgerichtet und im Anschluss an diese Dorntherapie mit den sanften und flächigen Griffen der Breußmassage in ihrer natürlichen Position stabilisiert und fixiert. Dieses Verfahren gilt nicht nur als sehr wirkungsvoll, sondern auch als äußerst sicher. Trotz weltweit vieler tausend nach diesem Prinzip vorgenommenen Behandlungen ist bislang noch kein Fall bekannt geworden, bei dem es Komplikationen gegeben hätte.

Wie die kranke Wirbelsäule gesund wird: Leiden, bei denen die Mehrpunkt-Stabilisierungs-Therapie erfolgreich eingesetzt wird

Unter den Begriff »Kreuz« fallen die Lumbalregion, das Sacrum und das Iliosakralgelenk

Ein Teil der Wirbelsäule bereitet dem Menschen mehr Beschwerden als alle anderen: sein Kreuz. So bezeichnet er den unteren Bereich der Lendenwirbelsäule (Lumbalregion) mitsamt dem Übergang zum Kreuzbein (Sacrum); dazu gehört auch die Verbindung zwischen dem Kreuzbein der Wirbelsäule und dem Darmbein des Beckens, das Iliosakralgelenk.

Das Kreuz ist eine Schwachstelle im Körper des Menschen. Denn die Druckbelastung der Bandscheiben nimmt in der Wirbelsäule von oben nach unten zu. Am größten ist sie zwischen dem letzten Lendenwirbel und dem ersten Kreuzbeinwirbel. Dort lastet das ganze Gewicht von Kopf und Hals, von Armen und Rumpf sowie einem Großteil der inneren Organe. Zwar ist der Durchmesser der Bandscheiben der Lendenwirbelsäule von Natur aus etwas größer als von den anderen, um die höhere Belastung besser zu ertragen. Aber trotzdem kommt es im Laufe der Jahre durch altersbedingten Verschleiß sowie durch Über- und Fehlbelastungen zu Veränderungen sowohl der Bandscheiben selbst als auch der kleinen Wirbelgelenke in diesem Bereich. Eine Folge dessen können, müssen aber nicht unbedingt, Kreuzschmerzen sein.

Begünstigt wird dieses Krankheitsgeschehen durch einen weiteren Unterschied. Er betrifft die Zwischenwirbellöcher (Foramina intervertebrale), durch welche die Nerven aus dem Rückenmark austreten und in den Körper ziehen. In der Lendenwirbelsäule werden zum einen diese Austrittsöffnungen von oben nach unten immer enger, während zum anderen die Nervenwurzeln immer dicker werden. Diese sind gegen Druck durch umgebendes Fettgewebe und durch ein Geflecht aus Venen, das sie gewissermaßen abpolstert, geschützt. Das genügt jedoch nicht immer, um Reizungen oder Schädigungen eines austretenden Nervs durch Veränderungen der Wirbelsäule zu verhindern. Kommt es dazu, leidet der betroffene Mensch unter Kreuzschmerzen.

Nicht immer ist ein Vorfall oder eine Vorwölbung der Bandscheibe schuld an Kreuzschmerzen

Das Kreuz mit dem Kreuz: Facetten-Syndrom

Fast alle Patienten mit Kreuzschmerzen geben einem »Bandscheibenschaden« die Schuld daran. Sie glauben, dass nach einem Vorfall (Prolaps) oder nach einer Vorwölbung (Protrusion) eine Bandscheibe auf eine Nervenwurzel drückt und dadurch die Beschwerden verursacht. Das kann zwar so sein, ist es jedoch in den meisten Fällen nicht.

Die Krankengeschichte von Herrn S.

Weitaus häufiger entstehen und verlaufen Kreuzschmerzen so wie bei Herrn S., 54 Jahre, Diplom-Informatiker. Er kam zu uns ins Schwarzwald MedicalResort Obertal, weil er seit längerer Zeit unter stärksten Schmerzen im Bereich der Lendenwirbelsäule litt, die auch in das rechte Bein ausstrahlten. Diese Symptomatik deutete auf eine Ischialgie hin, also auf Schmerzen infolge einer Reizung des Ischi-asnervs. Ein Bandscheibenschaden steckte allerdings nicht dahinter. Das hatte bereits der Hausarzt von Herrn S. mit Hilfe spezieller Röntgenaufnahmen der Wirbelsäule fest-stellen können, und zwar durch eine Myelographie, für die ein Kontrastmittel in den Flüssigkeitsraum um das Rücken-mark eingebracht wird, sowie durch eine Computertomo-graphie, bei der nicht Röntgenstrahlen direkt einen Film schwärzen, sondern ein Computer deren Abschwächung beim Durchdringen des Körpers misst und dementspre-chend ein Abbild von dessen Innerem errechnet.

Spezielle Untersu-chungen der Wirbelsäule: Myelographie, Computer-tomographie

Knöcherne Randzacken engten ein Zwischenwirbelloch ein

Erst auf Schrägaufnahmen der Lendenwirbelsäule entdeck-ten wir die wahre Ursache der schlimmen Schmerzen: Ein Zwischenwirbelloch war durch knöcherne Randzacken eingeengt, und diese reizten den Ischiasnerv. Solche sekun-dären Randzacken (Osteophyten) entstehen – wie bereits auf Seite 41 ausführlicher erklärt – bei einer Arthrose der kleinen Wirbelgelenke (Spondylose); zugleich zermürbt Verschleiß die Bandscheiben und lässt sie niedriger wer-den. Bestehen bereits diese degenerativen Veränderungen der Wirbelsäule, können ungeschickte Bewegungen oder Zerrungen genügen, um ein Facetten-Syndrom auszulösen. Es ist nach seinem Ursprung in den kleinen Wirbelgelen-ken benannt, die Facetten heißen.

Symptome bei einem Facetten-Syndrom: Ziehende, drückende, stechende Schmerzen, die bei Bewegung immer stärker werden

Die Schmerzen beim Facetten-Syndrom sind ziehend, drückend oder stechend und so stark, dass der Betroffene nur kurze Zeit gehen kann. Anfangs machen Sitzen und Liegen die Beschwerden erträglicher, später hilft häufig auch das nicht mehr. Typisch für das Facetten-Syndrom: Die Kreuzschmerzen werden mit der Zeit immer schlim-mer, und sie werden durch Bewegung, vor allem beim Ge-hen, verstärkt. Hinzu kommen ausstrahlende Schmerzen,

die von denen einer »echten« Ischialgie durch einen akuten Bandscheibenvorfall im Bereich der Lendenwirbelsäule
kaum zu unterscheiden sind.

Eine einfache Untersuchung jedoch schafft Klarheit.
Während der Patient auf dem Rücken liegt, hebt die Ärztin
beziehungsweise der Arzt das betroffene, gestreckte Bein
an und bewegt es im Hüftgelenk. Ist die Wurzel des Ischi-
asnervs durch eine Bandscheibe gereizt, wird bereits leichtes Anheben heftige Schmerzen in Gesäß und Oberschenkel auslösen; das ist das sogenannte Laseguesche Zeichen.
Besteht ein Facetten-Syndrom, tritt dieses Zeichen erst nach
höherem Anheben des Beines auf oder bleibt sogar ganz
aus. So war es auch bei unserem Patienten. Das Ausbleiben
des Lasegueschen Zeichens und die Schrägaufnahmen der
Wirbelsäule bestätigten die Diagnose: Facetten-Syndrom.

Das Laseguesche Zeichen

Die Therapie

Schlimmstenfalls ist eine Operation nötig, mit der die knöchernen Randzacken entfernt werden, das Zwischenwirbelloch erweitert und so der Nerv entlastet wird. Die Lang-
zeiterfolge sind allerdings nicht befriedigend, zu viele
Patienten haben auch hinterher noch Kreuzschmerzen.
Wenn irgend möglich wird deshalb mit einer konservativen Therapie behandelt, so auch im Fall von Herrn S.

Anfangs erhielt der Patient schmerzstillende und entzündungshemmende Medikamente. Sie erlaubten ihm Bewegung und ersparten ihm Bettlägerigkeit, die seiner ohnehin
schwachen Rückenmuskulatur noch mehr geschadet hätte.
Zur Unterstützung verordneten wir Muskelmassagen und
Wärmeanwendungen.

Schmerzstillende und entzündungshemmende Medikamente, Muskelmassagen, Wärmeanwendungen, Krankengymnastik

Nachdem die Schmerzen abgeklungen waren, begann
die Krankengymnastik. Sie war individuell darauf ausgerichtet, das körpereigene Muskelkorsett zu kräftigen, in
welches die Wirbelsäule eingespannt ist und das ihr Stabilität verleiht. Es gelang, sowohl die Muskulatur des Rü-

ckens als auch die von Bauch und Gesäß so gut aufzu-
trainieren, dass sie künftig der Wirbelsäule einen stärkeren
Halt gab. Das ist die beste Vorbeugung gegen Rückfälle des
Facetten-Syndroms.

Hilfe durch die Vital-Plus-Therapie

Eine Spezialität des Schwarzwald MedicalResort Obertal
kam diesem Patienten zusätzlich zugute, nämlich die Vital-
Plus-Therapie. Sie wurde von uns aus den Grundlagen der
sogenannten Orthomolekularen Medizin entwickelt: Mikronährstoffe wie Vitamine, Mineralstoffe und Spurenelemente, essentielle Fett- und Aminosäuren – wirken in angepasster Menge wie Arzneimittel bei der Behandlung von
Krankheiten und beim Erhalten der Gesundheit.

Vicoferell® Plus,
Minerell® Plus,
Aminorell® Plus

Dementsprechend erhielt Herr S. Vicoferell® Plus mit
dem Vitamin-B-Komplex. Diese neurotropen Vitamine
sind Medizin für kranke Nerven. Sie helfen nicht nur, deren Schmerzen zu lindern, sondern unterstützen ebenfalls
deren Wiederherstellung nach vorangegangener Schädigung – auch nach einer Reizung des Ischiasnervs beim
Facetten-Syndrom. Mit Minerell® Plus wurden dem Körper die Vitamine C, D und K sowie Kalzium, Magnesium
und Kalium zugeführt, an denen es unserem Patienten
mangelte. Weil zudem Untersuchungen im Labor ergeben hatten, dass Zink ebenfalls fehlte, erhielt er es mit den
Zinkorell®-Lutschtabletten und außerdem noch Amino-
rell® Plus, dessen Kapseln dieses Spurenelement sowie die
schwefelhaltigen Aminosäuren enthalten, die für den Stoffwechsel der Gelenke wichtig sind. Eine solche Vital-Plus-
Therapie verbessert den Aufbau der Gelenke und stärkt die
Festigkeit der Knochen.

Ernährungsumstellung auf vollwertige Kost

Die Ernährung wurde in die Behandlung mit einbezogen.
Bei uns am Schwarzwald MedicalResort Obertal gibt es ge-

nerell eine vollwertige Kost, die nicht zu viel Kalorien, jedoch alle wichtigen Nährstoffe in der richtigen Menge enthält. Speziell bei diesem Patienten wurde darauf geachtet,
dass er mit dem Essen reichlich von den schwefelhaltigen
Aminosäuren Methionin und Cystein zu sich nahm. Das
sind einige der kleinen Bausteine, aus denen der Körper
sein Eiweiß aufbaut. Besonders wichtig sind sie überdies,
für die Beschaffenheit und die Funktion aller Gelenke,
auch der kleinen Wirbelgelenke.

Eine gute Quelle für diese Aminosäuren sind Eier; wer
jedoch Probleme mit dem Cholesterin hat, der sollte nur
das Eiweiß essen, das kaum Fett enthält.

Herr S. verließ uns ohne Schmerzen, jedoch versehen
mit guten Ratschlägen zur pfleglichen Behandlung seiner
Wirbelsäule sowie mit Vicoferell® Plus-Brausetabletten und
mit Aminorell® Plus Kapseln, die er auch weiterhin einnehmen wird – seiner neugewonnenen Gesundheit zuliebe.

Kummer mit der Bandscheibe: Vorfall und Vorwölbung

Wie schmerzhaft und wie gefährlich ein akuter Bandscheibenvorfall sein kann, musste Frau B. erfahren. Die 34 Jahre
junge Modeberaterin war eigentlich aus einem ganz anderen Grunde in das Schwarzwald MedicalResort Obertal gekommen. Mit unserem »Power-Plus-Programm« wollte sie
hier binnen sieben Tagen neue Kraft und Energie tanken,
ihre Nerven stärken und ihre Leistungsfähigkeit verbessern.
Es kam ganz anders als geplant.

Die Krankengeschichte von Frau B.

Frau B. hatte gerade ihren Koffer ausgepackt und wollte
ihn nun wegstellen, mit einem flotten Schwung aus der
Hüfte heraus. Kaum hatte sie diese Drehung beendet, da
setzten auch schon sehr starke Schmerzen im Bereich der
Lendenwirbelsäule ein. Sie schleppte sich ans Zimmertele-

Statt sieben Tage Power-Plus-Programm wurde eine Therapie wegen eines akuten Band-scheibenvorfalls erforderlich

fon und rief nach einem Arzt; dieser kam prompt und handelte sofort. In die Stelle, an der die Schmerzen am stärksten waren, wurde ein Heilanästhetikum injiziert. Zudem wurde die Patientin in eine sogenannte Stufenlagerung gebracht: Kissen wurden so unter beide Unterschenkel gelegt, dass sowohl die Knie- als auch die Hüftgelenke um etwa 90 Grad angewinkelt waren. Diese Haltung lindert die Schmerzen, weil die Lendenwirbelsäule nicht länger gekrümmt, sondern gestreckt ist und weil deren kleine Wirbelgelenke entlastet sind.

Was bei einem Bandscheibenvorfall passiert

Wenn nach einem Vorfall die Bandscheibe auf eine Nervenwurzel drückt, kann dies im schlimmsten Fall zu einer Querschnittslähmung führen

Diese Bemühungen hatten leider keinen andauernden Erfolg. Im Gegenteil, der Zustand von Frau B. verschlechterte sich. Die Kreuzschmerzen wurden stärker, hinzu kam noch ein Taubheitsgefühl im linken Bein und kurz danach eine Muskelschwäche. Das waren Alarmzeichen, die unseren anfänglichen Verdacht bestätigten: Nach einem Vorfall drückte eine Bandscheibe auf eine Nervenwurzel. Das kann zur Zerstörung des Nervs führen und schlimmstenfalls mit einer Querschnittslähmung enden. In solch einem Notfall ist die Verlegung des Patienten in eine neurochirurgische Abteilung unerlässlich. Nur dort kann bei bedrohlichen Komplikationen durch weiter zunehmenden Druck auf die Nervenwurzel sofort das einzig Richtige getan werden: Mit einer Operation wird entweder der herausgepresste Kern oder die gesamte Bandscheibe entfernt. Dieser Eingriff ist jedoch stets das letzte Mittel. Zuvor versuchen auch die Chirurgen, mit einer konservativen Therapie auszukommen.

Kräftigung der Rückenmuskulatur durch isometrisches Training

Das geschah bei Frau B. Ein Krankenwagen brachte sie in die neurochirurgische Abteilung einer Städtischen Klinik.

Die Patientin blieb während des Transportes auf den Stufenkissen liegen, und auch im Krankenhaus wurde diese entlastende Lagerung beibehalten – in der Hoffnung, mit ihrer Hilfe eine Besserung des Befindens zu erreichen und eine Operation an der Wirbelsäule zu vermeiden.

Die weitere Behandlung bestand aus schmerzstillenden Medikamenten und aus isometrischer Krankengymnastik. Diese Methode kräftigt die Rückenmuskeln durch Training, jedoch ohne die Gefahr, dass sich dabei Wirbelkörper gegeneinander verschieben und die Beschwerden noch verschlimmern. Beim isometrischen Training werden die Muskeln nämlich nicht wie sonst üblich länger bewegt, sondern jeweils nur mehrere Sekunden mit ganzer Kraft angespannt. Geschieht das regelmäßig, bringt das einen deutlichen Zuwachs an Muskelstärke.

Bei einem isometrischen Training werden Muskeln sekundenlang kräftig angespannt

Sauerstoff-Aktiv-Therapie

Nach zehn Tagen kehrte Frau B. zu uns zurück. Die konservative Therapie hielt auch bei ihr, was man sich davon versprach. Der Bandscheibenvorfall hatte sich allmählich zurückgebildet, die Kreuzschmerzen und die Gefühlsstörungen im Bein waren vergangen. Nachdem die akute Gefahr vorüber war, übernahmen wir die Rehabilitation. Schwerpunkt unserer Maßnahmen war eine intensive individuelle Krankengymnastik. Sie sollte das Muskelkorsett derart stärken, dass es künftig die Wirbelsäule straffer halten und einen neuerlichen Bandscheibenvorfall verhindern konnte.

Weil die Patientin anfangs noch sehr geschwächt war, wurde in die Nachbehandlung die Sauerstoff-Aktiv-Therapie einbezogen. Sie verläuft in zwei Schritten.

1. Der Patient/die Patientin bekommt eine halbe Stunde vor der Therapie ein Spezialgetränk mit Vitaminen und Magnesium, damit die Zellen den Sauerstoff besser aufnehmen.

Sauerstoff-Aktiv-Therapie: Nach Einnahme eines Vitamin-Magnesium-Getränks wird ein angereichertes Sauerstoffgemisch eingeatmet und gleichzeitig durch Bewegung auf dem Fahrrad-Ergometer der zusätzliche Sauerstoff zu allen Zellen geschafft

2. Aus einer Maske wird 15 Minuten lang ein Gemisch eingeatmet, das viel mehr Sauerstoff enthält als die gewöhnliche Luft. Zugleich wird der Körper durch Treten auf einem Fahrrad-Ergometer belastet, damit der zusätzliche Sauerstoff vom Kreislauf zu allen Zellen transportiert wird und von diesen besser verwertet werden kann.

Diese Sauerstoff-Aktiv-Therapie bewirkt eine Art »Umschalteffekt« vor allem im Bereich der kleinsten Blutgefäße (Kapillaren), der eine Erweiterung des Gefäßvolumens und eine Verminderung des Gefäßwiderstands zur Folge hat, was nicht nur zu einer vermehrten Durchblutung des gesamten Gewebes führt, sondern auch zu einer deutlichen Besserung des Allgemeinbefindens. Sie half auch Frau B., die Folgen des lumbalen Bandscheibenprolapses zu überwinden.

Die Krankengeschichte von Frau R.

Dieselbe Ursache ihrer Beschwerden vermutete Frau R., 53 Jahre, als sie zu uns ins Schwarzwald MedicalResort Obertal kam. Die sehr resolute, kräftig gebaute Dame brachte gleich ihre selbst gestellte Diagnose mit: Lumbal-Syndrom. Dieses Wort besagt allerdings wenig; es beschreibt nichts weiter als die Tatsache, dass Schmerzen im Bereich der Lendenwirbelsäule bestehen. Unsere umfassenden Untersuchungen ergaben ein genaueres Krankheitsbild.

Eine Skoliose hatte zu degenerativen Veränderungen der Wirbelsäule geführt

Wir entdeckten eine seit Langem bestehende, seitliche, S-förmige Ausbiegung der Wirbelsäule (Skoliose). Dadurch musste die Patientin sehr viel mehr Kraft aufwenden, um sich aufrecht zu halten – und das bei einer schlecht trainierten Rückenmuskulatur. Dadurch kam es auch vorzeitig zu degenerativen Veränderungen der Wirbelsäule. Sie waren im Röntgenbild deutlich zu sehen. Die Bandscheibe zwischen dem letzten Lendenwirbel und dem obersten Kreuzbeinwirbel war durch ständigen übermäßigen Druck

schmaler geworden, sodass sie ihre Funktion als eine Art
Stoßdämpfer zum Abfangen von Belastungen nur noch un-
genügend erfüllen konnte.

Infolgedessen kam es bei jeder Bewegung zu einem
starken Druck auf die Ober- bzw. Unterfläche der beiden
Wirbelkörper, woraufhin sich an deren Rändern knöcherne
Ausziehungen (Osteochondrose) bildeten. Und weil von
solchen Veränderungen nun einmal alle Bestandteile eines
Bewegungssegmentes in Mitleidenschaft gezogen werden,
war es auch noch zu einer Reizung der kleinen Wirbelgelenke gekommen. Kein Wunder also, dass Frau R. sich nur
unter Schmerzen bewegen konnte.

Diagnose: Bandscheibenvorwölbung

Die Beschwerden hatten sich in den letzten Wochen noch
verstärkt. Während zuvor die Kreuzschmerzen auf den Bereich der Lendenwirbelsäule begrenzt gewesen waren,
strahlten sie nun in das linke Bein aus. Zudem verspürte
die Patientin dort ein Taubsein sowie ein Kribbeln und ein
Gefühl wie »Ameisenlaufen«.

Um hier den Notfall »Bandscheibenprolaps« erkennen
bzw. ausschließen zu können, ließen wir spezielle Röntgenaufnahmen anfertigen. Sie ergaben zwar keinen Vorfall, wohl aber eine Vorwölbung (Protrusion). Das bedeutet: Ein kleinerer Teil vom Faserring der Bandscheibe hatte
sich nach hinten seitlich vorgewölbt und reizte nun den
Ischiasnerv. In solchen Fällen sind zwar Querschnittsläh-
mungen nicht zu befürchten, aber der Nerv kann geschädigt werden, sodass beispielsweise Lähmungen des Fußes
auftreten und der Betroffene nicht mehr auf den Zehenspitzen oder auf der Ferse stehen kann.

*Bei einer Band-
scheibenvorwöl-
bung kann es zu
Lähmungserschei-
nungen im Fuß
kommen und ein
Stehen auf den
Zehenspitzen
oder auf der Ferse
unmöglich
werden*

Die Therapie

Diese Patientin brauchte nicht in eine neurochirurgische
Abteilung verlegt zu werden. Wir konnten unverzüglich

mit unserer konservativen Therapie beginnen. Dazu gehörte dieselbe schmerzlindernde Stufenlagerung wie beim Bandscheibenvorfall von Frau B. sowie die Neuraltherapie mit Injektionen eines Heilanästhetikums, denen in diesem Fall noch entzündungshemmende und durchblutungsfördernde Wirkstoffe zugesetzt wurden. Dank dieser Kombination gelang es, eine erhebliche Besserung im Zustand der geschädigten Bandscheibe zu erreichen; ihr Gewebe wurde wieder elastischer, formbeständiger, reißfester.

Nach einigen Tagen dieser Therapie hatte die Patientin bereits bedeutend weniger Beschwerden. Jetzt konnte mit einer Stabilisierungsgymnastik begonnen werden sowie mit krankengymnastischen Übungen zur Kräftigung des Muskelkorsetts, welches die Wirbelsäule umgibt und stützt. Zusätzlich wurden Massagen zur Lockerung der Muskulatur durchgeführt und eine Ganzkörper-Lymphdrainage, um den durch Muskelverspannungen leicht gestauten Fluss der Lymphe wieder in Gang zu bringen.

Eine Gewichtsreduktion entlastet auch die Wirbelsäule

Nicht zuletzt half in diesem Fall auch die Ernährung als Mittel der Therapie: Die Patientin wurde auf eine Reduktionsdiät mit 1.000 Kalorien pro Tag gesetzt, um das bestehende Übergewicht abzubauen und die Wirbelsäule zu entlasten.

Alles in allem geriet diese »konzertierte Aktion« zu einem vollen Erfolg. Gegen Ende ihres Aufenthaltes bei uns war Frau R. von ihrem »Lumbal-Syndrom« befreit. Bei ausgedehnten Wanderungen durch den Schwarzwald genoss sie das schöne Gefühl, sich unbeschwert bewegen zu können.

Schädlich für die Wirbelsäule: Kürzeres Bein, schiefes Becken

Herr G., 58 Jahre, ist selbstständiger Kaufmann mit mehreren Lebensmittelgeschäften. Wenn Not am Mann ist, packt er kräftig mit an. Nach jeder ungewohnten übergroßen Belastungen hatte er zwar Kreuzschmerzen, aber nach der Injektion eines schmerzstillenden Medikamentes durch den Hausarzt, vergingen diese Beschwerden bald wieder. Dabei beließ es der Mann, eingehende Untersuchungen und weiterreichende Maßnahmen hielt er nicht für nötig. Bis er eines Tages schmerzhaft eines Besseren belehrt wurde.

Die Krankengeschichte von Herrn G.

Nach dem Abladen, Umschichten und Aufstapeln schwerer Frachtstücke kamen die Schmerzen wieder, doch diesmal zogen sie sich vom Kreuz zur Hüfte hin und ins Becken hinein. Und diesmal nutzten die Spritzen vom Hausarzt nichts, die Beschwerden dauerten unvermindert an. Herr G. wollte sich auf eigene Art kurieren: Gegen die Folgen der Überbelastung machte er Urlaub im Schwarzwald; währenddessen würden die Schmerzen wieder von selbst vergehen, so hoffte er.

Durch Schonung vergingen die Schmerzen auch nicht, sie wurden im Liegen sogar noch schlimmer

Er täuschte sich. Die Schonung besserte die Beschwerden nicht im Geringsten, im Liegen waren sie sogar schlimmer als zuvor. Nach einer schlaflosen Nacht mit Schmerzen hielt es der Mann nicht länger aus und suchte den nächst erreichbaren Arzt auf; das war im Schwarzwald MedicalResort Obertal.

Vor die Therapie setzten wir natürlich eine genaue Diagnose. Diese ergab nicht nur eine Irritation im Bereich der unteren Lendenwirbelsäule, wir erkannten auch eine Blockierung des Kreuzbein-Darmbein-Gelenkes. Dieses Iliosakralgelenk ist etwa so groß wie eine Handfläche. Es verbindet das Kreuzbein der Wirbelsäule mit dem Darmbein des Beckens und ist deshalb sehr wichtig für das Gefüge in diesem Bereich.

Die Blockierung des Iliosakralgelenkes führte zu einer Beckenverwringung

Bei Herrn G. war das Gelenk blockiert. Es ließ sich nicht mehr bewegen, gereizte Nerven hatten es über ständig angespannte Muskeln gewissermaßen ruhiggestellt. Die Folge dessen war eine sogenannte Beckenverwringung. Das bedeutet: Das Becken steht nicht mehr gerade, sondern ist gekippt. Zwangsläufig erscheint in diesem Zustand ein Bein länger als das andere, obwohl beide Beine gleich lang sind. Diese funktionelle Beinverkürzung belastet die gesamte Statik des Körpers. Um die Differenz auszugleichen, wird die Wirbelsäule zur entgegengesetzten Seite verbogen. Diese Fehlhaltung führt zu einer andauernden Überbelastung der Lendenwirbelsäule und darüber hinaus zu einer Reizungen von Nerven in diesem Bereich, welche letztendlich die Schmerzen auslösen.

Wir beschlossen, nicht die Symptome allein zu behandeln, sondern sie samt ihrer Ursache zu beseitigen. Zuvor wurde der Patient wegen seiner starken Schmerzen mit der Neuraltherapie behandelt; wobei dem Heilanästhetikum noch ein entzündungshemmender Wirkstoff zugesetzt wurde.

Die Therapie

Durch eine Traktions- manipulation wurde die Blockade im Gelenk beseitigt

Erst danach begannen wir mit der manuellen Therapie des Iliosakralgelenkes. Mit gezielten Handgriffen wurde eine Traktionsmanipulation vorgenommen und durch diese die Gelenkblockade beseitigt. Von einer Sekunde zur anderen war das freie Gelenkspiel wieder hergestellt sowie der Schiefstand des Beckens und die daraus resultierende funktionelle Beinverkürzung beseitigt. Unmittelbar nach der manuellen Therapie konnte sich der Patient wieder ungehindert und beschwerdefrei bewegen – was ihm wie ein Wunder erschien.

Doch auf Wunder ist kein Verlass, auch in diesem Falle nicht. Weil die Muskulatur, die das Becken stabilisiert, nach wie vor zu schwach war, konnte es jederzeit wieder zu neuen Blockierungen des Iliosakralgelenkes kommen. Diese Bedrohung abzuwenden, war das erklärte Ziel der Krankengymnastik. Mit speziellen Bewegungsübungen wurde gezielt die Muskulatur in diesem Bereich auftrainiert, damit sie künftig dem Becken einen festeren Halt geben und Rückfälle von vornherein ausschließen konnte.

Verschieden lange Beine – und was die Folge davon ist

Wohlgemerkt: Bei Herrn G. bestand eine funktionelle Beinverkürzung, seine Beine sind von Natur aus gleich lang. Bei vielen Menschen jedoch ist ein Bein messbar bis zu einigen Zentimetern kürzer als das andere. Diese Beinlängendifferenz bedingt eine Fehlstatik und einen vom gesunden Zustand abweichenden Aufbau der gesamten Wirbelsäule.

Eine unterschiedliche Beinlänge bewirkt eine Fehlstatik der Wirbelsäule und damit auch des Beckens

Zwangsläufige Folge ist auch hier ein Schiefstand des Beckens. Selbst wenn der Betroffene noch nichts davon verspürt, müssen Knochen, Muskeln und Bänder eine viel größere Haltearbeit leisten, damit er dennoch aufrecht durchs Leben gehen kann. Dabei werden die Rückenmuskeln stärker beansprucht und die Bandscheiben übermäßig belastet. Die Wirbelsäule verbiegt sich, damit der Kopf achsengerecht mitten über dem Körper sitzen kann.

Wenn der Betroffene älter wird, kommen zusätzliche Belastungen durch degenerative Veränderungen hinzu – früher und ausgeprägter als bei anderen Menschen. Die Muskulatur wird schwächer, die Bandscheiben werden schmaler, knöcherne Auszackungen der Wirbelkörper engen die Zwischenwirbellöcher als Austrittspunkte der Nervenwurzeln ein. Spätestens dann kommt es aufgrund der Überlastung durch vermehrte Haltearbeit von der Wirbelsäule ausgehend zu immer stärker werdenden Schmerzen.

Das rechte Bein war um drei Zentimeter kürzer als das linke

Die Krankengeschichte von Frau E.

Das war der Fall bei Frau E., 45 Jahre, Dekorateurin. Sie hatte in der letzten Zeit zunehmend unter schmerzhaften Muskelverspannungen im Bereich der unteren Brustwirbelsäule und der gesamten Lendenwirbelsäule zu leiden. Bei der Untersuchung zeigte sich ein ausgeprägter Beckenschiefstand von drei Zentimetern, weil das rechte Bein um drei Zentimeter kürzer war als das linke. Das hatte zu einer konsekutiven (nachfolgenden) Fehlhaltung geführt, mit einer seitlichen Verbiegung der Wirbelsäule erst nach links und etwas höher zu einer Gegenschwingung nach rechts. Durch diese Fehlhaltung wurden nicht nur die Bandscheiben besonders stark einseitig belastet, sondern wurde auch das gesamte Gefüge der Wirbelsäule nachhaltig gestört.

Frau E. hatte trotz aller Beschwerden Glück. Es bestand keine fixierte (starre) Verbiegung und deshalb die Möglichkeit, durch einen Ausgleich der Beinlängendifferenz die Wirbelsäule wieder gerade aufrichten zu können. Im Prinzip genügen dafür Schuhe, von denen der eine um so viel höher wie das Bein kürzer ist.

Ausgleich unterschiedlicher Beinlängen durch entsprechende Schuhhöhe

Wegen des recht großen Unterschiedes bei unserer Patientin verordneten wir eine schrittweise Anpassung. Anfangs wurde lediglich ein Drittel der Differenz ausgeglichen, nach mehreren Monaten ein weiteres Drittel, und abschließend wurde mit dem letzten Drittel der völlige Ausgleich der unterschiedlich langen Beine erreicht.

Ein Schuhhöhenausgleich kann so geschickt gemacht werden, dass er optisch kaum auffällt

Trotz dieser Vorsichtsmaßnahmen hatte Frau E. anfangs unangenehme Auswirkungen zu ertragen. Sie klagte darüber, dass sie nun »ganz schief« stehen und gehen würde. Für kurze Zeit verspürte sie sogar stärkere Schmerzen als zuvor. Eine unterstützende Behandlung mit Krankengymnastik, Massagen und Elektrotherapie brachte diese Beschwerden jedoch rasch zum Verschwinden.

Heute trägt Frau E. nur noch Schuhe, von denen der rechte um drei Zentimeter höher ist. Der Orthopädieschuhtechniker im Schwarzwald MedicalResort Obertal kann

Schuhe zum Ausgleich unterschiedlicher Beintechniken so geschickt anfertigen, dass dieser Unterschied kaum auffällt. So auch bei Frau E., die seitdem nie wieder Schmerzen in Rücken und Kreuz hatte.

Leiden durch Brustwirbel: Rundrücken und »Herzschmerzen«

Die Brustwirbelsäule ist weniger beweglich als die Lendenwirbelsäule und vor allem die Halswirbelsäule, weil sie vorn durch Rippen und Brustbein zusammengehalten wird und ein Längsband sowie die besondere Stellung der Dornfortsätze sie fixieren. Ihre Stabilität ist dadurch wesentlich größer als die der anderen Bereiche der Wirbelsäule, was dem Menschen zu einer gesunden aufrechten Haltung verhilft.

Krankheiten jedoch verändern die Brustwirbelsäule. Sie können sie derart krümmen, dass ein deutlich sichtbarer Rundrücken entsteht. Auch seelische Faktoren können dabei von großer Bedeutung sein.

Die Krankengeschichte von Frau A.

Das musste Frau A., 48 Jahre, erfahren. Sie kam wirklich gramgebeugt zu uns ins Schwarzwald MedicalResort Obertal. Ein schlimmes Schicksal hatte sie niedergedrückt. Vor einigen Jahren war ihr Mann gestorben, den sie sehr geliebt hatte. Obgleich sie finanziell unabhängig und niemandem verpflichtet war, empfand die Witwe es als unerträglich, nun allein die Last des Lebens aufgebürdet zu bekommen. Daran hatte sie sehr schwer zu tragen.

Diese psychischen Belastungen übertrugen sich auf den körperlichen Bereich. Frau A. bekam einen Rundrücken. Sie konnte lediglich noch vornübergebeugt gehen und stehen und sich nur unter großer Anstrengung kurz aufrichten, etwa zum Messen der Körpergröße bei der ärztlichen Untersuchung.

Der Verlust des Mannes drückte die Witwe psychisch so sehr nieder, dass sie einen Rundrücken bekam

79

Diese starke Fehlhaltung allein störte unsere Patientin wenig. Viel mehr hatte sie unter starken Schmerzen zu leiden, die vor allem im Nacken und Hinterkopf saßen, zeitweilig jedoch in die Stirn und die Arme ausstrahlten.

Das sternale Syndrom

Degenerative Veränderungen konnten wir als deren Ursache ausschließen. Die Röntgenbilder zeigten nur sehr geringe Abnutzungserscheinungen der Brust- und Halswirbelsäule. Wir stellten fest, dass die Muskulatur im Nacken und der Arme völlig verspannt war. Diese Art der Verspannung ist bekannt als »sternales Syndrom« (Sternum = Brustbein).

Dahinter steckt ein Teufelskreis: Bedingt durch den Rundrücken kommt es zu einer Überlastung der gelenkigen Verbindungen zwischen Brustwirbelsäule, Brustbein, Rippen sowie Schlüsselbein und als Folge dessen zu Schmerzen. Um den Schmerzen in diesen überlasteten Regionen zu entgehen, werden bestimmte Muskelgruppen des Nackens und des Schultergürtels zu einer Schutzhaltung verspannt. Weil diese verspannte Muskulatur aber unzureichend durchblutet ist, versucht der Organismus das Defizit zu beheben, indem er gefäßerweiternde Substanzen freigesetzt. Das jedoch bringt eine Spirale in Gang, die wiederum zu neuen Schmerzen führt.

Schmerzen in Nacken, Hinterkopf, Stirn und Armen

In solchen Fällen werden von Ärzten häufig sogenannte Relaxanzien verordnet. Das sind Arzneimittel, welche die Muskulatur entspannen. Mit ihnen allein kann der Teufelskreis dieser Schmerzen aber nicht sicher durchbrochen werden. Das konnte Frau A. aus Erfahrung bestätigen. Auch sie war von ihrem Hausarzt mit Muskelrelaxanzien behandelt worden und hatte zusätzlich Massagen erhalten. Beide Maßnahmen brachten jedoch keine anhaltende Besserung.

Die Therapie

Bei einem sternalen Syndrom kann nur eine gezielte Krankengymnastik wirklich Abhilfe schaffen, indem sie die allzu schwache Rückenmuskulatur auftrainiert und darüber die gekrümmte Brustwirbelsäule wieder aufrichtet. Diese verordneten wir auch Frau A.

Muskelrelaxanzien und Massagen reichen bei einem sternalen Syndrom nicht aus

Neben der körperlichen Behandlung wurden gleichzeitig die psychischen Probleme angegangen. Eine Gesprächstherapie half der Patientin, das Leben positiver zu sehen und sich Herausforderungen zu stellen. Außerdem lernte sie autogenes Training. Dank dieser Möglichkeit der positiven Selbstbeeinflussung gelingt es ihr jetzt, besser mit den Belastungen des Alltags fertig zu werden sowie zu verhindern, dass diese sie niederdrücken und es erneut zu Beschwerden im Bereich der Brustwirbelsäule kommt.

Die Krankengeschichte von Frau P.

Frau P., 56 Jahre, Chefsekretärin, zeigte die charakteristischen Symptome einer Angina pectoris: anfallsweise auftretende, drückende, bohrende Schmerzen in der Herzgegend, die in der Regel auf eine Arterienverkalkung der Herzkranzgefäße (Koronarsklerose) zurückzuführen sind. Typischerweise traten ihre Beschwerden vorwiegend bei körperlicher Belastung auf, wenn der Herzmuskel zu wenig Sauerstoff erhält – wie etwa beim Treppensteigen.

Die nächtlichen »Herzschmerzen« vergingen, wenn sich die Patientin im Bett aufrichtete

Aufgrund dieser Angaben untersuchten wir das Herz der Patientin sehr gründlich. Ein Belastungs-EKG registrierte die Funktion des Herzens während der Belastung durch Radfahren auf dem Ergometer, und eine Sonokardiographie erstellte mit Hilfe von Ultraschall ein Abbild vom Inneren des Herzens auf dem Bildschirm. Diese und weitere Untersuchungen blieben ohne Befund. Es war eher eine Nebensächlichkeit, die uns endlich den richtigen Weg wies. Frau P. erzählte, dass die Herzschmerzen mitunter auch nachts im Bett auftreten und dass diese schlagartig vergehen, sobald sie sich aufrichtet. Diese spontane Besserung, so vermuteten wir, könnte dadurch zustande kommen, dass beim Aufrichten der Druck von einem Nerv genommen wird, der während des Liegens auf ihm lastet.

Interkostalneuralgie durch einen verschobenen Brustwirbel

Gewissheit verschaffte eine Röntgenaufnahme. Sie zeigte, dass tatsächlich ein Brustwirbel seitlich leicht verschoben war und einen Nerv reizte. Die Folge dessen war eine »Interkostalneuralgie« (wörtlich übersetzt: Nervenschmerzen zwischen den Rippen) mit Schmerzen, die in die Brustwand ausstrahlen und andere Erkrankungen vortäuschen können – des Herzens, der Lungen oder des Rippenfells.

Neuraltherapie, Elektrotherapie mit Interferenzstrom, manuelle Therapie, Krankengymnastik

Nachdem die richtige Diagnose der vermeintlichen Herzkrankheit feststand, legten wir die einzelnen Schritte der Therapie fest. Anfangs Neuraltherapie mit Injektionen eines Heilanästhetikums sowie Elektrotherapie mit Interferenzstrom gegen die akuten Beschwerden. Danach manuelle Therapie, um mit gezielten Handgriffen den leicht verschobenen Brustwirbel wieder »einzurenken«. Und letztendlich noch eine spezielle Krankengymnastik, um gezielt das Muskelkorsett der Wirbelsäule zu stärken und somit Rückfällen vorzubeugen.

Diese Kombination der Methoden führte zu einem vollen Erfolg: Frau P. hat nie wieder unter ihren »Herzschmerzen« zu leiden gehabt.

Der beweglichste Teil der Wirbelsäule ist die Halswirbelsäule

Kranke Halswirbel: Überbelastung und »Nackenschläge«

Die Halswirbelsäule ist der beweglichste Teil der Wirbelsäule. Sie lässt sich beugen und strecken, nach hinten und vorn sowie nach links und rechts neigen. Für diese komplexen Funktionen sind die Bewegungssegmente eng miteinander verbunden und können große Belastungen ertragen. Dennoch kommt es sehr häufig zu Überbelastungen und Fehlbelastungen der Halswirbelsäule und deshalb zu Beschwerden, unter denen viele Menschen leiden.

Die Krankengeschichte von Herrn K.

Einer von ihnen war Herr K., 52 Jahre, leitender Angestellter einer Bank. Der Mann wollte eigentlich zu einer Immuntherapie ins Schwarzwald MedicalResort Obertal kommen. Er war während der vergangenen Winter auffallend häufig an Infektionen der oberen Atemwege erkrankt, weil offenbar die körpereigenen Abwehrkräfte gegen Viren und Bakterien bei ihm geschwächt waren. Eine immunregulierende Therapie mit Thymosand®-Peptiden sollte sein Immunsystem stärken – rechtzeitig im Herbst, um gesund durch den nächsten Winter zu kommen.

Vor seiner Abreise wollte Herr K. endlich das erledigen, was er seiner Frau seit Langem versprochen hatte, nämlich das Wohnzimmer tapezieren und die Diele streichen. Das tat er auch, jedoch überforderte die ungewohnte Tätigkeit seinen Körper. Der Mann litt seitdem unter starken Schmerzen rechts im Nacken und rechts oben im Rücken. Er verordnete sich selbst Rheumamittel dagegen, die nur wenig Wirkung zeigten. Dennoch reiste er aus Norddeutschland mit dem Auto in den Schwarzwald. Als er bei uns eintraf, waren seine Schmerzen derart unerträglich geworden, dass er den Wagen abstellte und sofort einen Termin bei einem Arzt wollte.

Streckfehlhaltung der Halswirbelsäule und deren Auswirkungen

Ein Blick genügte, um die Ursache der Beschwerden zu erkennen: Die Halswirbelsäule des Patienten zeigte eine deutliche Streckfehlhaltung. Infolge der Überbelastung und Fehlbelastung beim Tapezieren und beim Streichen hatte sich die Muskulatur in diesem Bereich so stark ver-

Nach dem ungewohnten Tapezieren und Streichen: Starke Schmerzen rechts im Nacken und rechts oben im Rücken

spannt, dass die Halswirbelsäule nicht länger harmonisch geschwungen, sondern stocksteif war.

Doch damit nicht genug. Die Verspannung hatte einen sogenannten Projektionsschmerz ausgelöst. Er erfasste die Muskulatur, welche die Verbindung herstellt zwischen dem Achsenskelett der Wirbelsäule und der oberen Extremität im Bereich von Arm und Schulter auf der rechten Körperseite. Dort waren der sogenannte Kapuzenmuskel (Musculus trapezius) und der Hebemuskel des Schulterblattes (Musculus levator scapulae) stark verspannt. Das Schulterblatt war unten zur Mitte hin verschoben und heftige Schmerzen erfassten die ganze Region. Charakteristisch für diese Beschwerden ist, dass sie selbst dann noch andauern, wenn die auslösenden Ursachen längst nicht mehr bestehen. Die Überbelastung und Fehlbelastung der Halswirbelsäule von Herrn K. führte nämlich in den gleichen Teufelskreis, wie ihn Frau A. von der Brustwirbelsäule her zu spüren bekam: Die Muskulatur verspannt sich und verursacht Schmerzen; in verspannter Muskulatur verengen sich die Blutgefäße, schlechtere Durchblutung bedeutet zu wenig Sauerstoff und zu viele Schlacken. Als Reaktion darauf werden Substanzen freigesetzt, welche die Blutgefäße erweitern sollen, aber ihrerseits selbst wieder Schmerzen auslösen.

Die Verspannung der Halswirbelsäule löste einen Projektionsschmerz aus

Die Therapie

Um diesen Teufelskreis zu durchbrechen, mussten mehrere Maßnahmen in der richtigen Reihenfolge ergriffen werden. Zunächst gegen den Schmerz: Gezielte Injektionen der Neuraltherapie verbesserten die Durchblutung und zusätzliche Relaxanzien-Präparate lockerten die verspannte Muskulatur. Wärmeanwendungen und gezielte Muskelmassagen beseitigten die Verspannungen schließlich ganz.

Nachdem der Schmerz abgeklungen war, konnte die Behandlung seiner Ursache beginnen. Mit einer individuellen Krankengymnastik und einer entsprechenden Rückenschu-

Neuraltherapie, Relaxanzien, Wärme, Massagen, Krankengymnastik, Rückenschule

lung wurde die Fehlhaltung der Halswirbelsäule beseitigt und darüber hinaus gezielt die Muskulatur gestärkt, welche die Wirbelsäule stabilisiert. So wurde der Patient nicht nur in kurzer Zeit von seinen akuten Beschwerden befreit, sondern für die Zukunft mit einem kräftigeren Muskelkorsett ausgestattet, das zukünftigen Schäden an der Wirbelsäule entgegenwirkt.

Der zweifache Nutzen von Thymosand®-Peptiden

Nun konnte Herr K. zum eigentlichen Zweck seines Aufenthaltes kommen, zur immunregulierenden Therapie mit Thymosand®-Peptiden. Er war sehr erstaunt, als wir ihm erklärten, dass diese Behandlung doppelt nutzen würde. Zum einen normalisiert und harmonisiert sie die körpereigenen Abwehrkräfte des Immunsystems gegen Krankheitserreger. Zum anderen sind Thymosand®-Peptide ein biologischer Immunmodulator (dazu gehören auch die Lektine aus der Mistel, die ebenfalls im Schwarzwald Medical-Resort Obertal angewendet werden) und bewirken eine Stärkung der allgemeinen Ordnungskräfte des Körpers. Darüber hinaus gelingt es, sowohl den Stoffwechsel der Gelenke, des Bindegewebes sowie der Muskulatur anzuregen, als auch überschießende Reaktionen wie Entzündungen zu dämpfen – was bei allen Beschwerden von der Wirbelsäule her sehr hilfreich sein kann.

Thymosand® regt unter anderem den Stoffwechsel von Gelenken, Bindegewebe und Muskeln an und dämpft Entzündungen

Die Krankengeschichte von Frau W.

Der Fall unserer Patientin W., 42 Jahre, Sekretärin, steht für tausend andere. Seit Jahren schon hatte die Frau immer wieder Schmerzen im Nackenbereich gehabt. Stets genügten Massagen, um sie davon zu befreien. Doch das änderte sich bald nach ihrer Scheidung.

Um den großen Kummer besser bewältigen zu können, stürzte Frau W. sich noch mehr in ihre Arbeit. Daraufhin wurden die Schmerzen stärker und sich aus. Sie erfassten

Total erschöpft und hoffnungslos kam die Patientin ins Schwarzwald MedicalResort Obertal

nun die gesamte rechte Schulterregion und strahlten in den rechten Arm bis in das Handgelenk aus. Dagegen breiteten halfen die Massagen nicht mehr, auch Medikamente wirkten kaum. Schmerzen quälten die Frau bei Tag und bei Nacht, ließen sie nicht zur Ruhe kommen. Sie war völlig erschöpft und gänzlich hoffnungslos, als sie endlich zu uns ins Schwarzwald MedicalResort Obertal kam.

Zur degenerativen Veränderung der Halswirbelsäule kamen psychische »Nackenschläge«

Die Untersuchung ergab: Starke Verspannung der gesamten Muskulatur neben der Halswirbelsäule mit einzelnen tastbaren, schmerzhaft verhärteten Knoten (Myogelosen). Außerdem die Blockierung eines der kleinen Wirbelgelenke mit der Folge einer deutlichen Einschränkung der Beugung, Drehung und Neigung zur Seite.

Zur Routine in solchen Fällen gehören Röntgenaufnahmen – schon um andere mögliche Ursachen wie akute Entzündungen oder einen Tumor auszuschließen. Sie zeigten bei Frau W. zwar leichte degenerative Veränderungen der Halswirbelsäule, aber diese waren nicht die eigentliche Ursache ihrer Beschwerden. Dieser Befund bestätigte im Übrigen eine ärztliche Erfahrung: Sehr viele Menschen haben zwar derartige Verschleißerscheinungen (schätzungsweise 70 Prozent aller Personen über 50), aber glücklicherweise haben längst nicht alle deswegen Schmerzen – zumindest so lange nicht, wie keine zusätzlichen Belastungen hinzukommen, wie etwa psychische Probleme.

Verschleiß-erscheinungen an der Halswirbelsäule bereiten oftmals erst dann Beschwerden, wenn psychische Belastungen hinzukommen

Die Therapie

Die Behandlung der Patientin begann mit der Neuraltherapie. In das betroffene Segment neben der Halswirbelsäule sowie in das blockierte Wirbelgelenk wurden ein schmerzstillender Wirkstoff und natürliche entzündungshemmende Substanzen injiziert – allerdings kein Kortison, das unerwünschte Nebenwirkungen haben kann. Gleich darauf vergingen die Schmerzen.

Als Nächstes lösten wir die Blockierung des kleinen Wirbelgelenkes auf eine sehr schonende Weise mittels Automobilisation, das heißt durch die Patientin selbst. Sie führte von uns vorgegebene Bewegungen aus und machte dadurch ihre Halswirbelsäule allmählich wieder voll beweglich. Zwischenzeitlich verordneten wir eine Halskrawatte, welche die Halswirbelsäule stützte – so lange, bis eine krankengymnastische Behandlung das Muskelkorsett so weit gestärkt hatte, dass es die Stabilisierung der Wirbelsäule wieder voll übernehmen konnte.

Die Behandlung war damit noch nicht beendet. Frau W. war zwar von ihren körperlichen Symptomen befreit, aber ihre psychischen Probleme bestanden weiterhin. In einer Gesprächstherapie vermittelten wir ihr, das Leben wieder positiver zu sehen. Wir unterwiesen sie im autogenen Training, damit sie sich zukünftig aktiv entspannen und so Schwierigkeiten besser bewältigen konnte. Bei der Abreise empfand sie ihr Schicksal längst nicht mehr als so bedrückend, wie es ihr bei der Ankunft erschienen war.

Mit nach Hause nahm Frau W. zwei weitere Hilfen für ein gesundes Leben. Die eine war ein individuelles Programm, nach dem sie die Krankengymnastik allein fortsetzen und das Muskelkorsett der Wirbelsäule kräftig erhalten konnte. Die andere bestand aus fundierten Ratschlägen, wie sie künftig ihre Arbeit als Sekretärin so gestalten konnte, dass die Wirbelsäule dabei weniger strapaziert wird. Diesbezügliche Empfehlungen sind im Kapitel 1 nachzulesen.

Zwei Leiden, ein Ursprung: Schleudertrauma und Migräne

Diesen Begriff kennt wohl jeder: Schleudertrauma der Halswirbelsäule Es wird zu Recht gefürchtet. Bei einem

Neuraltherapie, Automobilisation des Wirbelgelenkes, Halskrawatte, Krankengymnastik, Gesprächstherapie, autogenes Training

Ein Schleudertrauma entsteht, wenn bei einem Auffahrunfall bei einem Insassen des vorderen Autos der Kopf erst nach hinten und dann nach vorne geschleudert wird

Auffahrunfall mit dem Auto geschieht mit den Insassen des vorderen Wagens stets dasselbe: Der Kopf wird erst nach hinten, dann nach vorn geschleudert. Das führt zu einer extremen Streckung und unmittelbar danach zu einer Beugung der Wirbelsäule. Die Folgen sind schlimmstenfalls Brüche und Verstauchungen von Halswirbeln. Glücklicherweise kommt es nur selten dazu. Weitaus häufiger geht das Schleudertrauma glimpflich aus – allerdings nicht ohne Schmerzen.

Die Krankengeschichte von Herrn T.

Herrn T., 59 Jahre, Ingenieur, ist dieses Missgeschick widerfahren. Es geschah bei der Fahrt zur Arbeitsstelle. Als er bei Rot vor einer Kreuzung hielt, fuhr ein anderer Wagen mit hohem Tempo hinten auf. Vorsichtshalber wurde Herr T. in einer Unfallklinik untersucht, selbstverständlich wurde dort auch seine Halswirbelsäule geröntgt – deren Wirbel hatten das Schleudertrauma heil überstanden.

Schmerzen beim Bewegen des Kopfes und beim Schlucken

Eineinhalb Tage später jedoch zeitigte der Unfall böse Folgen. Herr T. bekam plötzlich starke Schmerzen im Nacken. Schuld daran waren sowohl die übermäßige Belastung der Wirbelkörper durch den sogenannten Schereffekt beim Aufprall als auch Zerrungen von Muskeln und Bändern der Halswirbelsäule. Diese Schmerzen waren so schlimm, dass der Mann den Kopf nicht mehr bewegen konnte. Sogar das Schlucken tat ihm weh.

Die Therapie

Halskrawatte, Enzyme, Elektrotherapie, Muskelrelaxanzien, isometrische Übungen

Sein Hausarzt legte ihm eine Halskrawatte an, um die Halswirbelsäule einige Wochen lang ruhigzustellen und derweilen deren Schäden heilen zu lassen. Für drei Wochen wurde Herr T. krank geschrieben. Um diese Zeit möglichst sinnvoll zu nutzen, kam der Patient zur weiteren Behandlung und zur anschließenden Erholung ins Schwarzwald MedicalResort Obertal. Wir halfen ihm, schneller wieder gesund zu werden. Mit Enzymdragees, welche verletztes und gezerrtes Gewebe rascher regenerieren lassen. Mit Elektrotherapie und mit Muskelrelaxanzien, um die Muskulatur zu lockern. Bereits nach kurzer Zeit hatte der Patient kaum noch Beschwerden. Nun konnte er selbst etwas tun, um seine lädierte Nacken- und Schultermuskulatur zu stärken – mit isometrischen Übungen, bei denen die Muskeln nicht bewegt, sondern kräftig angespannt werden.

Die Krankengeschichte von Frau T.
Herr T. hatte seine 45 Jahre alte Ehefrau mitgebracht. Ebenfalls zur Behandlung, jedoch wegen anderer Beschwerden. Frau T. litt unter wiederkehrenden Kopfschmerzen auf der linken Seite, die vor allem bei seelischer Belastung auftraten und häufig von starkem Ohrensausen, Übelkeit und Sehstörungen begleitet waren. Ihr Arzt hielt das für eine gewöhnliche Migräne und verordnete die üblichen Medikamente dagegen – allerdings ohne den erhofften Erfolg zu erzielen.

Linksseitige Kopfschmerzen, verbunden mit Ohrensausen, Übelkeit, Sehstörungen

Die Patientin war sehr überrascht, als sie von uns erfuhr, dass ihre Kopfschmerzen denselben Ursprung hatten wie die Beschwerden ihres Mannes – nämlich die Halswirbelsäule. Dort war bei ihr eine Funktionsstörung (Dysfunktion) entstanden, die zur Ursache ihrer sogenannten Zervikal-Migräne (zervikal = den Hals betreffend) wurde.

Das Krankheitsgeschehen hatte lange Zeit zuvor am Arbeitsplatz begonnen. Als Sekretärin hat Frau T. eine vorwiegend sitzende Tätigkeit. Relativ wenig Bewegung und zugleich einseitige Belastung schwächten die Muskulatur von Kreuz und Rücken, wodurch schließlich die Haltefunktion der gesamten Wirbelsäule gestört wurde. Die Frau hatte zwar des Öfteren einen »müden Rücken« verspürt, aber dieses Warnzeichen ignoriert. Im weiteren Verlauf führte das zu einer Verspannung vor allem der Nackenmuskulatur, die mit Durchblutungsstörungen verbunden war, und diese wurden zum Auslöser der Zervikal-Migräne.

Eine überwiegend sitzende Tätigkeit führte zu Verspannungen und Durchblutungsstörungen der Nackenmuskulatur

Die Therapie

In diesen Fällen helfen keine Tabletten. Zunächst kommt es darauf an, mit Massagen und Wärmeanwendungen die verspannte Muskulatur im Nacken zu lockern. Bei dieser Patientin setzten wir gegen die Schmerzen zusätzlich die Transkutane Elektrostimulation (TENS) ein: Dort, wo es am meisten weh tut, werden Elektroden auf die Haut gesetzt, durch die ein schwacher Strom fließt. Seine Impulse blockieren die Weiterleitung von Schmerzsignalen durch Nerven zum Gehirn und damit dort deren Wahrnehmung.

Massagen, Wärme, Transkutane Elektrostimulation, Krankengymnastik, autogenes Training

Anschließend musste die funktionelle Störung der Wirbelsäule beseitigt werden – und dafür gibt es nichts Besseres als individuelle, gezielte Krankengymnastik zur Kräftigung des körpereigenen Muskelskeletts. Zudem unterwiesen wir die Patientin darin, sich aktiv zu entspannen – den Körper mit Hilfe der sogenannten Eutonie (Weg zu einem guten Spannungszustand der Muskeln) und das Nervensystem mit dem autogenen Training.

Denn das ist das Besondere an allen Therapiekonzepten im Schwarzwald MedicalResort Obertal: Neben der gezielten, krankheitsbezogenen Behandlung besteht eine ganzheitliche Sicht des Krankheitsgeschehens, in die Körper und Psyche einbezogen werden. Es gilt, deren Harmonie miteinander wiederherzustellen, um den Patienten im Ganzen wirklich gesunden zu lassen. Und damit er möglichst gesund bleibt, wird er in einer ganzheitlichen Lebensweise unterwiesen, die vollwertige Ernährung, regelmäßige Bewegung und aktive Entspannung umfasst.

Die Richtigkeit dieses Konzeptes bestätigt uns der Erfolg bei den Patienten, auch bei Frau T. Bereits nach kurzer Zeit war die Funktionsstörung der Halswirbelsäule behoben. Seitdem ist sie nie wieder von den Kopfschmerzen einer Zervikal-Migräne gequält worden.

Schluss mit quälenden Schmerzen in Schulter und Nacken

Wer einmal damit zu tun hatte, weiß genau, wie schlimm es ist: Schmerzen in Schulter oder Nacken können einen zur Verzweiflung treiben. Betroffene unternehmen vieles, um von ihren Qualen befreit zu werden. Leider bringt das oft nur wenig oder keine Linderung. Gute und meist auch anhaltende Erfolge bei der Behandlung von Schulter- oder Nackenschmerzen erzielen wir am Schwarzwald Medical-Resort Obertal mit unserem Konzept der Integrativen Medizin. Diese Kombination von moderner Schulmedizin mit bewährten Naturheilverfahren lindert nicht nur die Symptome, sondern greift direkt an den Ursachen der Schmerzentstehung an, um diese zu beseitigen.

Schmerzen in Schulter oder Nacken können zur Verzweiflung treiben

Wie immer: Am Anfang steht die gründliche Diagnostik

Wichtig ist in jedem Fall eine gründliche Diagnostik, um die Auslöser der Schmerzen eindeutig festzustellen und dann ganz gezielt dagegen vorzugehen. Bei Nackenschmerzen können die Ursache Fehlhaltungen, Muskelverspannungen, entzündlich-rheumatische Erkrankungen, degenerative Veränderungen der Gelenke im Bereich der Halswirbelsäule, Osteoporose oder auch psychische Belastungen sein. Das Spektrum möglicher Auslöser ist breit. Deshalb ist es wichtig, sie exakt festzustellen und die Therapie darauf abzustimmen.

Basis jeder Behandlung: die gründliche Diagnostik

Ähnlich verhält es sich mit den Schulterschmerzen. Etwa jeder zehnte Deutsche hat mindestens einmal im Laufe seines Lebens damit zu tun. Selbst einfachste Verrichtungen des Alltags, wie das Zuknöpfen des Hemdkragens oder das Anziehen einer Jacke, werden dann zur Tortur. Nachts liegen Betroffene oft stundenlang wach, da sie der bohrende und quälende Schmerz in der Schulter keinen Schlaf finden lässt. Im fortgeschrittenen Stadium können noch gravierende Einschränkungen der Beweglichkeit hinzu kommen. Auch bei Schulterschmerzen sind die Ursachen sehr vielfältig. Sie können im Gelenk selbst liegen und auf degenerative Erscheinungen wie Arthrose, entzündlich-rheumatische Veränderungen sowie Verklebungen, Schrumpfungen oder Entzündungen der Gelenkkapsel zurückgeführt werden. Darüber hinaus kommen Kalkeinlagerungen im Faserknorpelgewebe der Schulter in Betracht, weshalb auch von der so genannten Kalkschulter gesprochen wird. Eine weitere Ursache können Erkrankungen des Gewebes um das Schultergelenk sein, also der Muskulatur, der Sehnen, der Bänder, der Nerven und der Schleimbeutel.

*Am erfolgreichs-
ten ist stets die
individuell
angepasste
Therapie*

Nächster Schritt: die individuell angepasste Therapie

Das Wichtigste für den Patienten ist eine schnelle Schmerzlinderung. Dies wird durch schmerzstillende und entzündungshemmende Medikamente erreicht, die mit Hilfe spezieller Injektionstechniken in oder an die betroffenen Gelenke von Schulter oder Nacken verabreicht werden.

Gleich danach erfolgen Maßnahmen zur Absenkung der Schmerzschwelle sowie zur Regeneration der Gelenke und des sie umgebenden Gewebes. Dazu werden Akupunktur, Homöopunktur (s. Seite 50/51) und niederenergetische Laserakupunktur (Softlaser) angewandt. Bei Letzterem werden mit dem Laser gezielt Akupunkturpunkte unter Verwendung spezieller Laserfrequenzen bestrahlt. Diese Laserfrequenzen wirken anregend auf den Stoffwechsel des Gewebes und entkrampfend auf die Muskulatur. Außerdem bewirken sie eine Schmerzlinderung, indem die Bildung und Ausschüttung von Endorphinen angeregt wird. Dabei handelt es sich um körpereigene Substanzen, welche die Schmerzempfindlichkeit herabsetzen.«

Softlaser: effektive und schnelle Wirkung

Die Effektivität des Lasers bei der Behandlung von Schmerzen wurde durch eine in der renommierten Fachzeitschrift *The Lancet* veröffentlichte Meta-Analyse am Beispiel der Nackenschmerzen belegt. Dabei werteten Wissenschaftler der Universitäten Sidney in Australien, Leeds in Großbritannien, São Paulo in Brasilien und Bergen in Norwegen insgesamt 16 Einzelstudien aus, an denen 820 Patienten teilgenommen hatten. Ihr Fazit: »Die Ergebnisse der niederenergetischen Lasertherapie sind im Vergleich zu anderen gebräuchlichen Therapien besser.«

In Studien bewiesen: Softlaser bringt bessere Ergebnisse als andere Therapien

Ergänzt und verstärkt wird die Wirkung des niederenergetischen Lasers durch die Homöopunktur, um damit gezielt die Selbstheilungs- und Selbstregulierungskräfte des Organismus anzuregen. Darüber hinaus wird zur Behandlung von Schulter- oder Nackenschmerzen am Schwarzwald MedicalResort Obertal die funktionelle Physiotherapie angewandt. Moderate physiotherapeutische Maßnahmen unterstützen nicht nur den Heilungs- und Regenerationsprozess, sondern tragen auch maßgeblich zur Wiederherstellung oder Erhaltung der Beweglichkeit bei.

Wichtig bei Schulterschmerzen wie auch bei Nackenschmerzen ist in jedem Fall, dass die Behandlung möglichst frühzeitig einsetzt. Ist die Schulter erst einmal steif oder die Beweglichkeit des Nackens eingeschränkt, kann zwar immer noch etwas dagegen unternommen werden. Aber es dauert dann im Vergleich zu einem früheren Krankheitsstadium wesentlich länger, bis sich der optimale Erfolg einstellt. Für den Patienten bedeutet das unnötige Schmerzen und längeres Leiden, was durch eine rechtzeitige Therapie vermieden werden kann.

Stoßwellen gegen Kalk in der Schulter

Einige der unangenehmsten Erkrankungen der Schulter, deren Auswirkungen von mäßigen Schmerzen bis hin zu unerträglichen Qualen reichen können, ist die sogenannte Kalkschulter. Doch nicht nur Bewegungen schmerzen, selbst nachts im Schlaf finden Betroffene oft keinen Schlaf, weil ihnen die Schulter in jeder Stellung weh tut. Schuld daran sind Kalkablagerungen in den Sehnen und Sehnenansätzen der Schulter. Diese führen anfangs nur bei Bewegung, später auch im Ruhezustand zu den Schmerzen. Häufig kommt es wegen der ständigen Überreizung im Verlauf einer Kalkschulter auch noch zu chronischen Entzündungen im Bereich der Sehnen und Schleimbeutel, was die Beschwerden zusätzlich verstärkt. Ein bewährtes Verfahren zur Behandlung der Kalkschulter ist die am Schwarzwald MedicalResort Obertal eingesetzte Radiale Stoßwellen Therapie (RSWT). Dabei wird das Gewebe mit den Kalkablagerungen vom einem Schallkopf ausgehend mit Stoßwellen »beschossen«, ultrakurzen Schallimpulsen. Diese bewirken eine Schmerzlinderung oder sogar Schmerzbefreiung; ferner eine Umwandlung der chronischen Entzündung in eine akute, sodass die körpereigenen Abwehrkräfte sie erkennen und beseitigen können; und außerdem eine Aktivierung der Selbstheilungskräfte, sodass die Kalkdepots abgebaut und beseitigt werden. Um diesen Prozess zu unterstützen und zu beschleunigen, erfolgt überdies die Immun-Therapie mit Thymosand®-Peptiden. Zur Unterstützung des Genesungsprozesses sowie zu Wiederherstellung der Beweglichkeit des Schultergelenks erfolgt überdies moderate funktionelle Physiotherapie.

Radiale Stoßwellen Therapie löst den Kalk in der Schulter

Wie es sich mit einer geschädigten Wirbelsäule besser leben lässt: Hilfestellung – rund um die Uhr

Oftmals sind es Kleinigkeiten, die sich zu großer Wirksamkeit summieren. Sowohl im Negativen, wenn sie beim Entstehen einer Erkrankung mitwirken, als auch im Positiven, indem sie es ermöglichen, mit einer Krankheit besser zu leben. Das gilt auch für die degenerativen Veränderungen der Wirbelsäule und deren Folgen. Patienten und Ärzte haben Erfahrungen gesammelt, wie man mit einem Schaden der Hals- oder Brustwirbelsäule, mit Schmerzen im Rücken oder im Kreuz bestmöglich zurechtkommt, wie man sich Beschwerden und Schmerzen weitgehend ersparen kann. Hier eine Sammlung solcher Tipps und Tricks für den Alltag – rund um die Uhr:

Es beginnt bereits mit dem richtigen Aufstehen

- Morgens nach dem Erwachen nicht gleich aus dem Bett springen. Liegenbleiben, sich mit dem ganzen Körper rekeln, Arme und Beine strecken, die Muskulatur von Rücken und Kreuz anspannen – mehrmals wiederholen.

- Vorsichtig aus dem Bett aufstehen: Auf die Seite rollen, beide Beine auf den Boden stellen, den Oberkörper aufrichten und sich dann erst erheben – aus dem Becken heraus, damit der Rücken gerade bleibt. Wer es »sehr im Kreuz« hat, der sollte noch bedachtsamer vorgehen: Im Bett zur Seite drehen, beide Beine anziehen und auf den Boden setzen und dann langsam aufrichten, wobei man sich mit beiden Händen abstützt.

- Im Badezimmer eine gesunde Haltung bewahren. Sich nicht mit rundem Rücken über das Waschbecken beugen, sondern zum Waschen und Zähneputzen ein wenig in die Hocke gehen, sodass Knie- und Hüftgelenk leicht gebeugt sind, die Wirbelsäule jedoch gestreckt bleibt.

Morgens im Bett sich zuerst recken und strecken, dann auf die Seite rollen, beide Beine auf den Boden stellen und mit aufgerichtetem Oberkörper aufstehen

- Beim Ankleiden – und ebenso abends beim Ausziehen – von Strümpfen und Hosen mit dem Rücken an eine Wand lehnen und die Hüft- und Kniegelenke möglichst weit anwinkeln.
- Zum Anziehen der Schuhe hinsetzen, dann das eine Knie beugen und den Unterschenkel auf den Oberschenkel des anderen Beines legen, danach abwechseln – wobei Kreuz und Rücken gerade bleiben.

Die richtige Kleidung, die richtigen Schuhe

- Die Kleidung sollte nicht zu eng anliegen und nicht zu straff sitzen, sonst behindert sie nicht nur die Durchblutung, sondern auch die Beweglichkeit der Wirbelsäule und anderer Gelenke. Ein allzu knapper Hosenbund beispielsweise kann zu einer verkrampften Haltung und darüber zu einer Fehlbelastung der Wirbelsäule führen.

Ein zu enger Hosenbund kann auch eine Fehlbelastung der Wirbelsäule zur Folge haben

- Das Unterhemd sollte möglichst lang sein. Sitzt es zu knapp, kann es bei Bewegungen hochrutschen und zwischen Hemd und Rock bzw. Hose einen schmalen Hautstreifen freigeben. Sollte sich bei der Arbeit oder auch beim Wandern in diesem Bereich Schweiß auf der Haut bilden, kann dessen Verdunstungskälte die Muskulatur der Wirbelsäule verspannen, dadurch eine vorgeschädigte Bandscheibe verlagern und schlimmstenfalls einen Hexenschuss verursachen.

Vier Zentimeter Absatzhöhe sind genug

- Als Material für die Kleidung sind Naturfasern zu empfehlen, weil diese mehr Luft durchlassen und den Schweiß besser von der Haut aufsaugen. Vor allem das Kreuz muss immer warm und trocken sein. Deshalb: Verschwitzte und durchnässte Kleidungsstücke so rasch wie möglich gegen trockene Sachen wechseln; sie niemals am Körper trocknen lassen – das gilt auch für den Badeanzug.
- Die Schuhe sollten keine hohen Absätze haben – vier Zentimeter sind das höchste, was aus orthopädischer Sicht heraus erlaubt werden kann (die Gründe da-

für sind in Kapitel 1 genannt). Die Absätze sollten aus Gummi oder Krepp bestehen, um die Erschütterungen beim Gehen zu dämpfen. Genügt das nicht, sind spezielle stoßdämpfende Einlagen erforderlich, die in jeden Schuh passen. Ein Fußbett im Schuh tut ebenfalls gut, weil fester Sitz am Fuß einen normalen, sicheren Bewegungsablauf ermöglicht.

Richtig Auto fahren

- Auf dem Weg zur Arbeit sich möglichst viel Bewegung verschaffen. Treppen steigen, so hoch die Füße tragen, weitgehend auf Lift und Rolltreppen verzichten. Das Auto ein paar Straßen weiter entfernt parken und zumindest ein Stück des Weges laufen.

- Im Auto darauf achten, dass die Kopfstützen richtig eingestellt sind, damit sie auch wirklich die Halswirbelsäule vor einem Schleudertrauma bewahren können. Eine Kopfstütze muss so hoch sein, dass ihre Oberkante etwa sechseinhalb Zentimeter über die Augen-Ohrmuschel-Linie reicht, und sie darf nur wenige Zentimeter vom Hinterkopf entfernt sein. Es lohnt sich, das im eigenen Wagen einmal nachzumessen und gegebenenfalls zu korrigieren.

- Wer eine empfindliche Halswirbelsäule hat, der sollte beim Autofahren einen dicken Schal oder ein Frotteetuch umlegen – immer, selbst im Sommer. Das hält Zugluft fern sowie die Muskulatur warm und erspart auf einfache Weise Schmerzen durch Verspannungen.

- Beim Aussteigen aus dem Auto ebenso vorsichtig sein wie beim Aufstehen aus dem Bett: Auf dem Fahrersitz erst den Körper ganz nach links drehen, beide Beine aus dem Auto auf den Boden stellen und dann mit gerader Wirbelsäule aufrichten.

- Beim Kauf eines neuen Wagens darauf achten, dass die Rückenlehne einen vorgewölbten »Lendenbausch« hat, der die Lendenwirbelsäule abstützt, und dass das Lenk-

Bei einer Kopfstütze im Auto muss die Oberkante etwa sechseinhalb Zentimeter über die Augen-Ohrmuschel-Linie reichen, und sie darf nur ein paar Zentimeter vom Hinterkopf entfernt sein

rad verstellbar ist, damit es mit leicht angewinkelten Armen in entspannter Haltung zu erreichen ist.

Die optimale Haltung bei der Arbeit

- Bei der Arbeit im Sitzen muss der Stuhl den medizinischen Anforderungen entsprechen. Vor allem Armlehnen sind sehr nützlich: Wer öfter im Sitzen seine Arme aufstützen kann, der entlastet spürbar die Muskulatur von Nacken sowie Schultern und wirkt dadurch schmerzhaften Verspannungen entgegen.

- Die Sitzfläche sollte 27 bis 30 Zentimeter tiefer als die Oberkante des Tisches liegen. Dieser Abstand gewährleistet eine bequeme Arbeitshaltung des Oberkörpers. Die Sitzfläche hat die richtige Breite, wenn zwischen Kniekehle und Sitzkante ein etwa handbreiter Raum frei bleibt. Sie hat die richtige Höhe, wenn die Füße voll auf dem Boden aufgesetzt werden können, wobei die Oberschenkel nicht fest aufliegen. Für kleinere Menschen sollten Fußstützen vorhanden sein, damit ihre Beine nicht herunterhängen.

Die Sitzfläche des Stuhles sollte sich 27 bis 30 Zentimeter unter der Oberkante des Tisches befinden

- Sitzfläche und Rückenlehne sollten leicht, aber nicht zu weich gepolstert und in verschiedenen Neigungen verstellbar sein. Eine etwas nach vorn geneigte Sitzfläche erleichtert es, die Wirbelsäule gerade aufgerichtet zu halten. Eine »anatomisch richtig geformte« Rückenlehne hat etwa 20 Zentimeter oberhalb der Sitzfläche einen Knick und ist von da ab um 15 bis 20 Grad nach hinten geneigt. So wird die Lendenwirbelsäule beim Sitzen am besten abgestützt – notfalls kann man sich mit einem Kissen im Rücken behelfen.

Im Stehen aufrecht und möglichst nahe an die Arbeitsfläche herantreten und einen Fuß vor- bzw. höher stellen

- Grundsätzlich wichtig ist der Wechsel zwischen Belastung und Entlastung: Des Öfteren aufstehen und umhergehen sowie beim Sitzen immer wieder mit den Beinen pendeln und den Oberkörper hin- und herwiegen – das tut den Bandscheiben gut.

Stehen, Anheben, Tragen

- Bei der Arbeit im Stehen so nahe wie möglich an die Arbeitsfläche herantreten, damit eine aufrechte Haltung bewahrt werden kann. Nicht mit geschlossenen Beinen stehen, sondern abwechselnd einen Fuß vor den anderen setzen. Noch besser: Im Stehen erst den einen, dann den anderen Fuß etwas höher stellen – auf eine Fußbank oder einen Karton. Die Arbeitsfläche hat die richtige Höhe, wenn bei locker herabhängenden Armen die Handflächen bequem aufgestützt werden können.

- Zum Anheben möglichst nahe an eine Last herantreten, in die Hocke gehen und fest zupacken. Dann gleichmäßig und gerade, nicht ruckartig und nicht verdreht aufrichten – aus den Knie- und Hüftgelenken heraus, mit gestreckter Wirbelsäule.

- Beim Tragen die Last mit beiden Händen nahe am Körper halten und beim Absetzen wieder in die Hocke gehen.

- Bei längerem Transport die Last möglichst auf die Schultern oder in einen Rucksack packen und zwischendurch mehrmals eine Pause machen. Zum Einkaufen stets zwei Taschen mitnehmen, damit die Wirbelsäule von der linken und rechten Hand her gleichmäßig belastet wird. Noch besser ist ein kleiner Einkaufswagen, der dem Körper die ganze Last abnimmt.

Wenn möglich sich mittags in Stufenlagerung etwas hinlegen

- Tagsüber öfter eine Ruhepause von der Arbeit einlegen; dieser Wechsel von Belastung und Entlastung tut nicht nur der Wirbelsäule gut. Wer es sich leisten kann, der sollte sich mittags hinlegen: Mit dem Rücken auf dem Boden und mit einem Hocker unter den Waden, sodass Knie- und Hüftgelenke etwa rechtwinklig gebeugt sind. In dieser Stufenlagerung ist vor allem die Muskulatur der Lendenwirbelsäule entspannt, sodass sich deren Bandscheiben besonders gut erholen, weil sie nun besser mit Wasser und Nährstoffen versorgt werden.

Schlafen wie ein Murmeltier

- Abends ein warmes Vollbad nehmen, bei 36 bis 38 Grad zehn bis 20 Minuten lang. Allein die Wärme wirkt entspannend auf die Muskulatur von Nacken, Schultern, Rücken und Kreuz. Dieser Effekt kann durch Badezusätze noch verstärkt werden, wie etwa durch Kamille, Baldrian und Heublumen oder entsprechende Präparate, die es in Apotheken und Drogerien zu kaufen gibt. Nach dem Bad mit einem Frotteetuch gut abtrocknen und gleich ins Bett gehen – man schläft danach auch besser.

- Im Bett ruht es sich am besten auf einer festen, einteiligen Matratze mit harter Unterlage. Sie sollte dem Körpergewicht etwas nachgeben, sodass in Seitenlage die Wirbelsäule gerade ist bzw. in Rückenlage ihre gesunde Krümmung erhalten bleibt.

- Das Kopfkissen sollte so flach und so fest sein, dass der Kopf nicht darin versinkt und das Kinn nicht auf die Brust drückt. Wer bereits Probleme mit der Halswirbelsäule hat, der kann – nach Absprache mit dem Arzt – eines der sogenannten Gesundheits-Schlafkissen kaufen, die in Seitenlage die Schulterbreite ausgleichen und so eine Abknickung verhindern bzw. in Rückenlage einer übermäßigen Streckstellung entgegenwirken.

- Wichtig zur Vorbeugung von Schmerzen in Rücken und Kreuz ist auch die richtige Kleidung im Bett. Das Nachthemd ist viel gesünder als ein Schlafanzug. Es bedeckt und wärmt nämlich die ganze Wirbelsäule, während zwischen Jacke und Hose beim Schlafanzug ein Spalt freibleiben kann, der in der Nacht dieselbe Folgewirkung hat wie ein zu knappes Unterhemd tagsüber: Die Haut kühlt ab, die darunterliegende Muskulatur verspannt sich und setzt auch die Bandscheiben unter Druck. Wer mitunter morgens mit Kreuzschmerzen erwacht, der sollte künftig darauf achten, seine Kehrseite bei Nacht warm zu halten – mit einem Nachthemd oder

Ein Nachthemd ist besser für die Wirbelsäule als ein Schlafanzug

mit einem einteiligen Schlafanzug und mit einer leichten, dennoch wärmenden Bettdecke.

Das Beste für die Wirbelsäule: Unsere Rückenschule

Eine gute Haltung, frei von Schmerzen, das wünscht sich wohl ein jeder. Und jeder Mensch kann sehr viel tun, um sich diesen Wunsch selbst zu erfüllen. Unsere Rückenschule bietet ihm dafür die besten Möglichkeiten. Sie vermittelt richtiges Verhalten im Alltag, damit die Wirbelsäule nicht übermäßig belastet wird und von Schäden verschont bleibt. Sie hilft beim Gesundwerden durch ein umfassendes Programm mit Übungen, welche die Rücken- und Bauchmuskulatur gezielt stärken und die Wirbelsäule entlasten. Ist mit Hilfe dieses Trainings das natürliche Muskelkorsett wieder kräftig genug geworden, vermag es Beschwerden zu lindern und Rückfälle zu verhindern.

Alle Übungen dieser Rückenschule haben sich bei Patienten am Schwarzwald MedicalResort Obertal bewährt. Um auch zu Hause einen guten Erfolg damit zu haben, ist Folgendes zu berücksichtigen:

- Regelmäßig trainieren. Einmal täglich ist optimal; dreimal in der Woche sollte es mindestens sein.
- Gleichmäßig üben. Die Bewegungen locker und harmonisch ablaufen lassen, möglichst ruhig dabei atmen.
- Nicht überfordern. Sofort aufhören, wenn Muskeln oder Gelenke schmerzen und diese beim nächsten Mal etwas weniger belasten.
- Anleiten lassen. Wer bereits Rücken- oder Kreuzschmerzen hat, der sollte seinen Arzt fragen.
- Weitermachen. Wer sich mit unserer Rückenschule selbst von seinen Beschwerden befreit hat, der sollte sie nicht aufgeben, sondern stets weitermachen.

Die Rückenschule des Schwarzwald MedicalResort Obertal lehrt ein »wirbelsäulengerechtes« Verhalten im Alltag und trägt durch Übungen zur Stärkung und Gesundung der Rücken- und Bauchmuskulatur bei

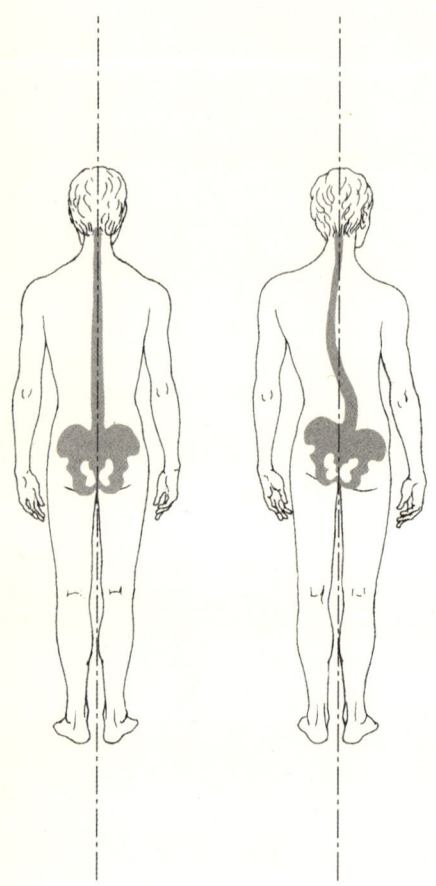

Stehen – richtig: *Bei gleich langen Beinen steht das Becken genau waagerecht (links). Es bildet die Basis für die aufrechte Stellung der Wirbelsäule, die – gehalten durch ein kräftiges Muskelkorsett – in Körpermitte verläuft. Auch die Schultern sind gleich hoch, mit Halswirbelsäule und Kopf in ihrer Mitte.*

Stehen – falsch: *Ist ein Bein kürzer, steht zwangsläufig das Becken schief (rechts). Die Folge davon ist eine Verkrümmung der gesamten Wirbelsäule, welche zur Überbelastung aller ihrer Bestandteile und schließlich zu Schmerzen führt. Solch eine Beckenkippung kann angeboren oder erworben sein, etwa durch einen Senk-Spreizfuß.*

Stehen – richtig: Diese Haltung (links) wird durch Anspannung der Bauch- und Gesäßmuskulatur erreicht. Das Becken ist aufgerichtet und die Wirbelsäule natürlich gestreckt. Die Körperachse verläuft so, dass Vorder- und Rückseite ausgewogen sind.

Stehen – falsch: Solch ein Hohlkreuz (rechts) entsteht durch zu hohe Absätze, einen zu dicken Bauch oder eine zu schwache Rückenmuskulatur. Das Becken ist unnatürlich gekippt, die Körperachse verläuft schräg, und die Wirbelsäule wird übermäßig belastet.

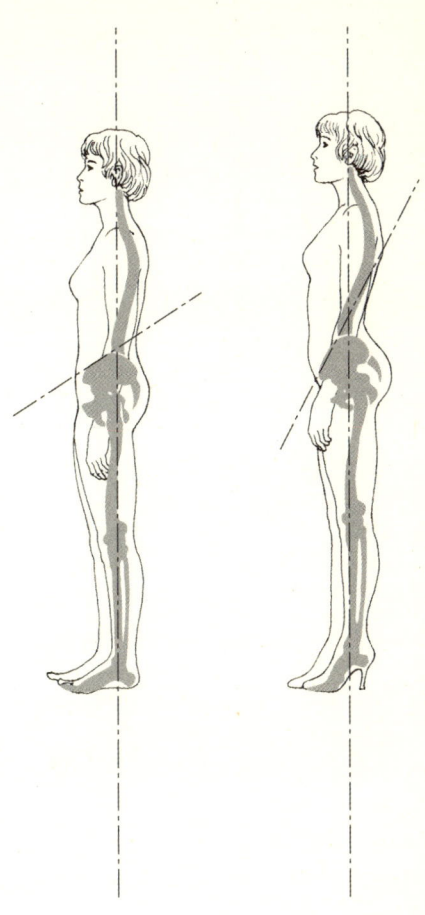

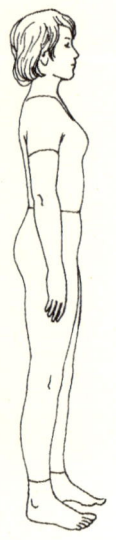 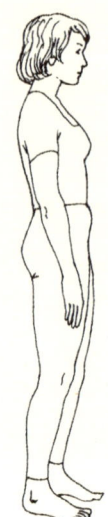 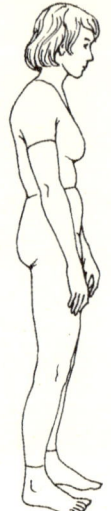

Langes Stehen: *Es ermüdet die Muskulatur der Wirbelsäule. Aus der aktiven Haltung (links) wird eine passive Ruhehaltung (Mitte), bei welcher der Körper fast nur noch von Bändern gehalten wird. Kann sich die Muskulatur entspannen und erholen, dann kann sie die Wirbelsäule auch wieder besser halten. Andauernde übermäßige Belastung führt zur Überdehnung der Bänder, zur Verkürzung der vorderen Brustmuskulatur sowie zum Erschlaffen der Bauchmuskulatur. Die Folge ist eine ständige passive Fehlhaltung (rechts) mit Schmerzen der Wirbelsäule und des Schultergürtels.*

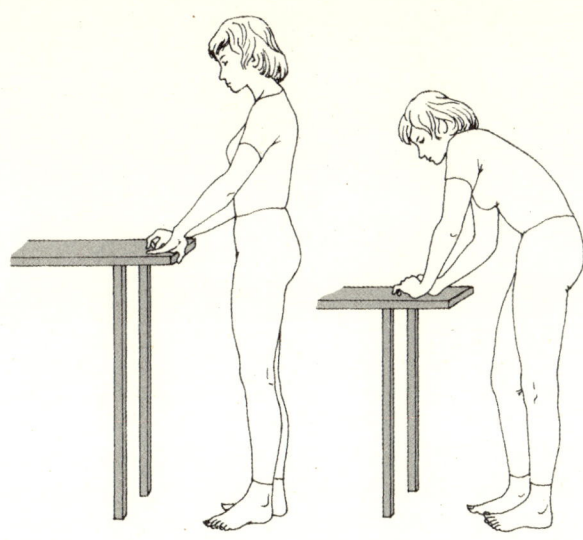

Arbeit im Stehen – richtig: *Der Arbeitsplatz ist so hoch, dass der Körper nicht vornüber gebeugt werden muss. Bei längerem Stehen den Rumpf in der Hüfte beugen und ihn mit gerader Wirbelsäule etwas nach vorn neigen oder leicht am Arbeitsplatz anlehnen (links).*

Arbeit im Stehen – falsch: *Der Arbeitsplatz ist zu niedrig, sodass der Rücken gekrümmt werden muss. Das bedingt eine übermäßige Beanspruchung nicht nur der Bandscheiben, sondern auch der Wirbelkörper, der Wirbelgelenke sowie der Wirbelbänder (rechts).*

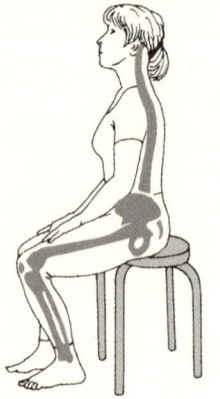 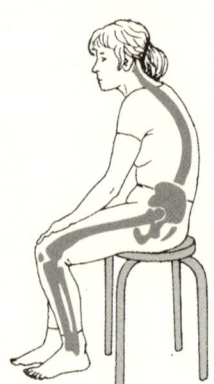

Sitzen – richtig: *Die Sitzfläche ist etwas nach vorn geneigt und genau so hoch, dass die Füße auf dem Boden stehen, die Kniegelenke um etwa 90 Grad gewinkelt sind, das Becken aufgerichtet steht und die Wirbelsäule gut ausgerichtet ist. Bei längerem Sitzen sollte eine Rückenlehne diese Haltung unterstützen (links).*

Sitzen – falsch: *Falsche Sitzhöhe und zu weiche Polsterung belasten sowohl die Knie- und Hüftgelenke als auch die Wirbelsäule. Sie kann sich nicht mehr frei ausrichten, weil nun das Becken gekippt ist und ein großer Teil der Last auf dem Steißbein ruht. Darunter leiden vor allem die Bandscheiben (rechts).*

106

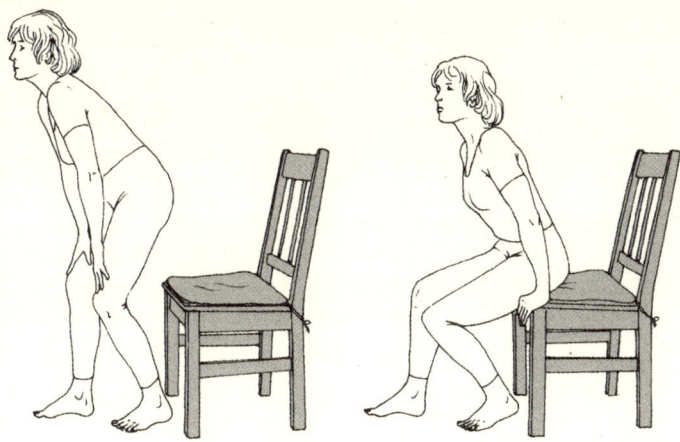

Aufstehen aus dem Sitzen – richtig: *Zuerst an die Stuhlkante vorrutschen, ein Bein vorstellen und beide Hände aufstützen (rechts). Dann durch Druck der Hände auf die Sitzfläche das Aufstehen unterstützen, eventuell noch durch Aufstützen auf die Oberschenkel (links). Wichtig: Immer mit geradem Rücken aufstehen!*

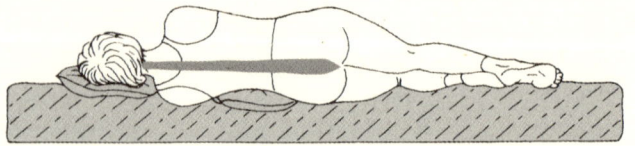

Liegen – richtig: Die Matratze soll so beschaffen sein, dass sie beim Liegen auf der Seite im Bereich von Schulter und Becken leicht einsinkt und die Wirbelsäule eine gerade Linie bildet. Ein kleines Kopfkissen soll den Raum zwischen Hals und Schultern ausfüllen, ein anderes den der Taille (bei breitem Becken).

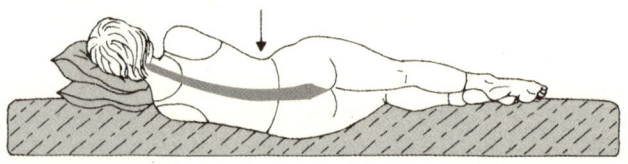

Liegen – falsch: Ist die Matratze zu weich, sinkt das Becken zu tief ein. Das führt zu einer Verkrümmung der Wirbelsäule, deren Bänder dann überdehnt werden (den gleichen, aber nicht ganz so großen Schaden verursacht eine zu harte Matratze). Ist das Kopfkissen zu hoch, führt das zu einer vermehrten Krümmung der Halswirbelsäule.

***Entlastendes Liegen – um Kreuz-
schmerzen zu lindern:*** *In Rückenlage
so viele Kissen unter die Waden legen,
dass die Unterschenkel parallel zur Matratze liegen, die Oberschenkel senkrecht in die Höhe stehen und die Kniegelenke um 90 Grad angewinkelt sind.
Das erspart der Lendenwirbelsäule die
Hälfte der Belastung.*

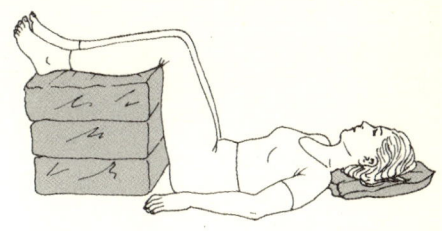

Aufstehen aus dem Liegen – richtig:
*Den Körper auf die Seite rollen und
beide Beine anwinkeln (rechts). Dann
den Oberkörper auf einem Arm aufstützen, beide Beine gleichzeitig aus
dem Bett nehmen und auf dem Boden
aufsetzen (unten links). Anschließend
den Oberkörper mit geradem Rücken
aufrichten, abwechselnd jeweils auf
eine Hand gestützt (unten rechts).*

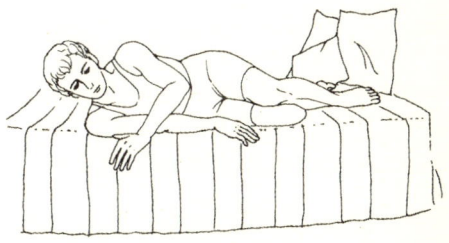

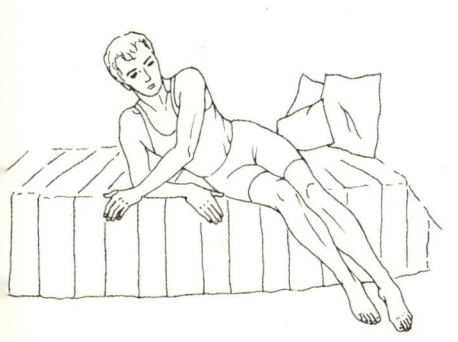

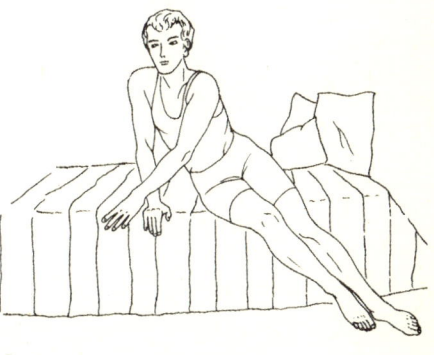

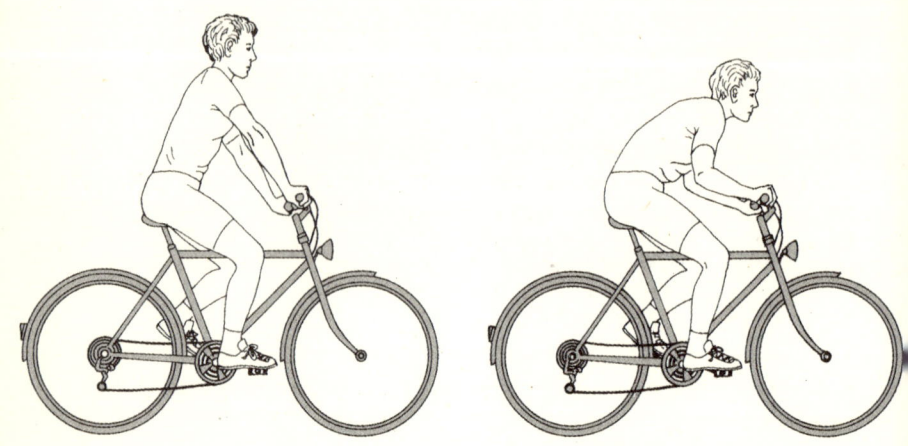

Radfahren – richtig: *Der Sattel ist so hoch eingestellt, dass bei gestrecktem Bein die Ferse genau bis auf die untenstehenden Pedale reicht. Der Lenker ist etwas niedriger als der Sattel.*

Radfahren – falsch: *Ein zu hoher Sattel bedingt Neigungen des Oberkörpers zur Seite und damit auch Seitverbiegungen der Wirbelsäule. Ein zu niedriger Lenker zwingt zu einem krummen Rücken.*

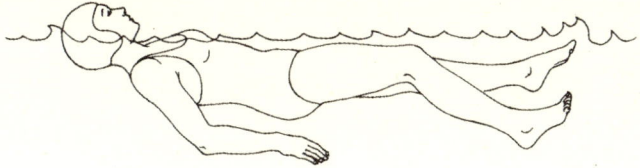

Schwimmen – richtig: *Rückenschwimmen schont die Wirbelsäule am meisten. Es ist darauf zu achten, dass der Rücken stets gerade ist und möglichst parallel zur Wasseroberfläche, wobei der Kopf ein bisschen ins Wasser eintaucht.*

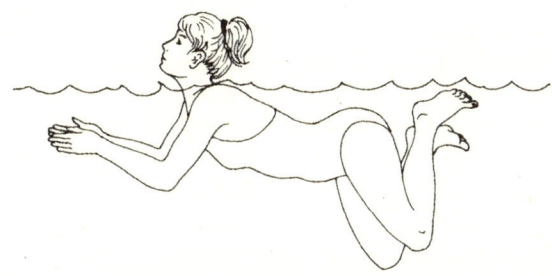

Schwimmen – falsch: *Brustschwimmen mit hochgerecktem Kopf (der trockenen Haare wegen) lässt ein besonders ausgeprägtes Hohlkreuz entstehen, das die Wirbelsäule sehr stark belastet.*

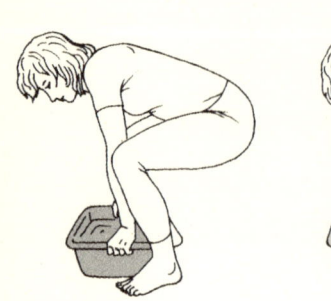 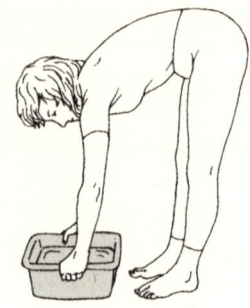

Heben – richtig: *So nahe wie möglich an die Last herantreten (falls möglich die Füße danebenstellen; links). Zum Anpacken in die Knie gehen und die Hüften beugen. Beim Anheben aus Knien und Hüften heraus aufrichten – wobei der Rücken stets gerade bleibt.*

Heben – falsch: *Die Last ist zu weit von den Füßen entfernt, die Beine sind gestreckt, und der Rücken ist zu sehr gekrümmt. Diese Haltung bewirkt beim Anheben eine extreme Belastung der Wirbelsäule und kann zu Schäden an den Bandscheiben führen.*

Vorbereitende Übungen zum Lockern und Dehnen

Jede Vorbereitung beginnt damit, sich einige Minuten lang zu recken und zu strecken, sich zu rekeln und zu gähnen, tief einzuatmen und langsam wieder auszuatmen. Zunächst die beiden Bewegungsübungen in Rückenlage ausführen (die auch der Vorbereitung auf die Gelenkschule dienen) und dann die Dehnübungen, weil die Muskeln erst gedehnt werden müssen, ehe sie schmerzfrei gekräftigt werden können.

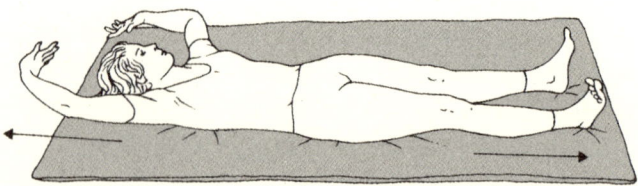

Bewegungsübungen im Liegen

Rückenlage, die Beine ausgestreckt und hüftbreit gespreizt, die Arme nach oben gestreckt neben dem Kopf. Erst den rechten Arm nach oben hinausschieben, wobei die Handinnenfläche dem Kopf abgewandt ist, und die rechte Ferse so nach unten hinausschieben, dass eine Dehnung verspürt wird. Der Rücken soll dabei möglichst flach auf dem Boden aufliegen. Nun dieselbe Übung mit dem linken Arm und der linken Ferse ausführen. Abwechselnd wiederholen, insgesamt fünf- bis zehnmal mit jeder Seite.

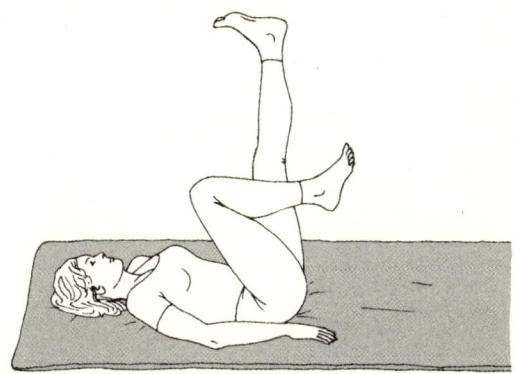

Rückenlage, beide Arme liegen seitlich neben dem Körper. Beide Knie anziehen; darauf achten, dass der Rücken möglichst flach auf dem Boden aufliegt. Abwechselnd einen Unterschenkel und Fuß erst nach oben strecken, dann langsam und locker fallen lassen; mit jedem Fuß insgesamt fünf- bis zehnmal wiederholen. Zum Schluss mit gebeugten Knien die Füße langsam auf den Boden stellen.

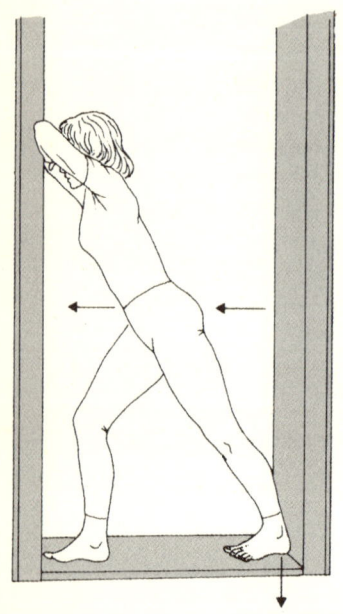

Wadendehnung im Stehen

In einen Türrahmen stellen. Beide Füße sind flach auf dem Boden; die rechten Zehen berühren den vorderen Rahmen, die linke Ferse den hinteren. Beide Hände übereinander auf den vorderen Türrahmen legen, den Kopf darauf stützen. Das vordere Knie beugen und das Becken nach vorn schieben. In dieser Stellung 15 Sekunden lang verbleiben und darauf achten, dass die ganze Zeit der hintere Fuß samt Ferse flach auf dem Boden bleibt. Nun die Füße wechseln und die Übung ebenso ausführen.

Dehnübungen im Liegen

Rückenlage, Hände locker auf den Bauch legen. Beide Knie erst so beugen, dass sich die Fußsohlen berühren, und sie dann so weit wie möglich locker nach außen fallen lassen; eventuell noch zwischendurch beide Füße mit den aneinandergelegten Sohlen vor- und zurückschieben. Mehrmals wiederholen.

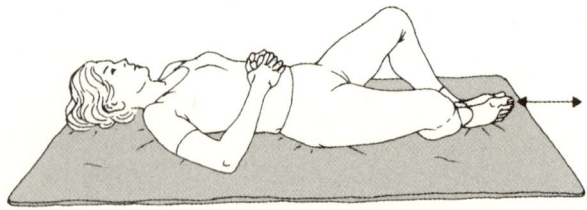

Beine gestreckt und hüftbreit auseinander. Ein Knie beugen und mit den Händen so nah wie möglich an den Oberkörper heranziehen. Die Spannung einige Sekunden halten und den Kopf langsam anheben. Dann den Kopf zurücklegen, das Bein langsam strecken und den Fuß abstellen. Anschließend das Ganze mit dem anderen Bein machen. Jeweils dreimal wiederholen.

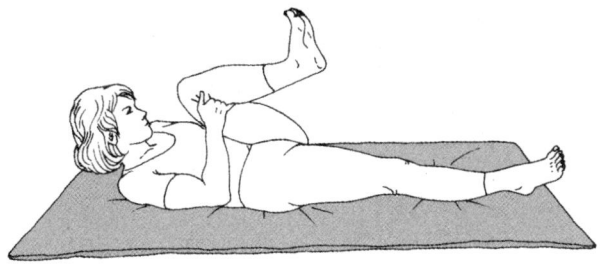

Aus derselben Ausgangsstellung beide Beine gleichzeitig heranziehen; auch diese Spannung einige Sekunden halten und dann beide Beine ebenso wieder zurücklegen. Insgesamt dreimal wiederholen.

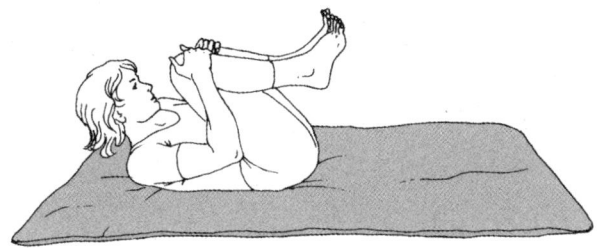

Bauchlage, ein kleines Kissen untergelegt. Den rechten Arm beugen und die Stirn darauf legen. Das linke Bein anwinkeln, mit der linken Hand dessen Sprunggelenk umfassen und den linken Unterschenkel langsam heranziehen (wobei das Becken fest auf dem Boden aufliegt). Diese Spannung einige Sekunden halten, lösen und erneut spannen. Das linke Bein langsam zurücklegen. Dieselbe Übung mit dem rechten Bein ausführen. Jeweils dreimal wiederholen.

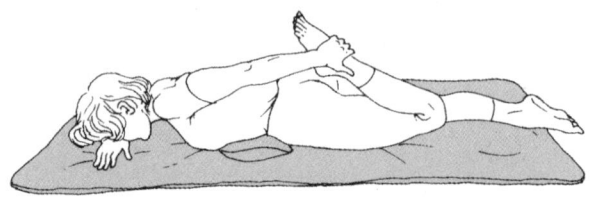

Rückenlage, Beine gestreckt und hüftbreit auseinander, die Fersen weich in den Boden gedrückt, die Arme nach oben gestreckt und mit den Handrücken nach unten. Gleichmäßig Arme, Rücken und Beine gegen den Boden drücken, diese Spannung einige Sekunden halten. Dreimal wiederholen.

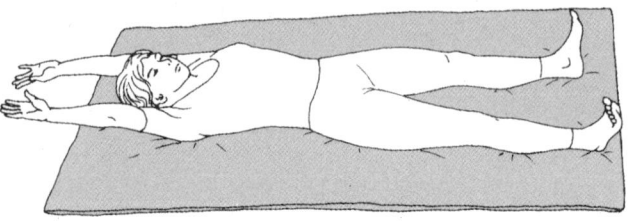

Dehnübungen der Arme

Für alle drei Übungen gilt dieselbe Ausgangsstellung: Auf der vorderen Hälfte eines Stuhles sitzen und die Fersen mit Druck so auf den Boden stellen, dass eine Spannung den Rücken aufrichtet.

Erst den linken Arm so weit wie möglich seitlich über den Kopf hinweg heben und zugleich den Kopf nach rechts neigen, bis eine leichte Spannung zu verspüren ist. Diese einige Sekunden lang halten, dann den Arm langsam zurücknehmen. Nun dieselbe Übung mit dem rechten Arm ausführen. Mehrmals wiederholen.

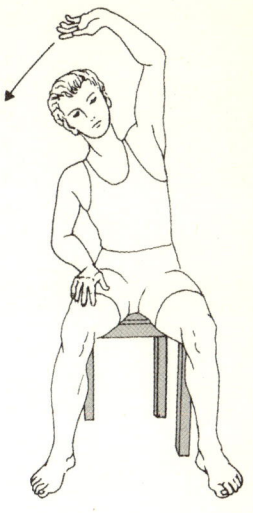

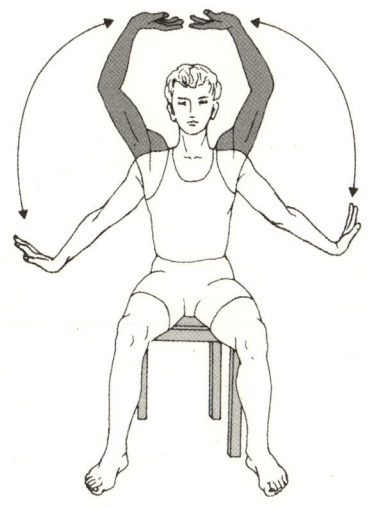

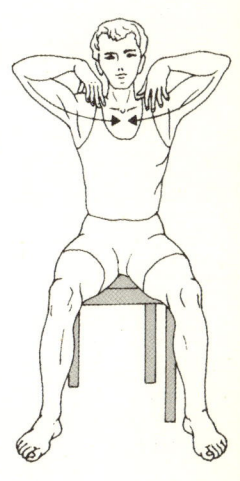

Beide Handflächen nach außen drehen und beide Arme gleichzeitig langsam seitlich über den Kopf heben (ohne die Schultern anzuheben), bis sich die Fingerspitzen berühren. Diese Spannung einige Sekunden lang halten, dann die Arme ebenso langsam wieder hinunterführen und hängen lassen. Mehrmals wiederholen.

Beide Arme waagerecht hochnehmen, anwinkeln und mit den Fingerspitzen die Schultern berühren, wobei die Daumen nach hinten zeigen. Die Ellenbogen erst schulterbreit nach vorn und dann unter Spannung so weit wie möglich nach hinten führen, schließlich zurück in die Ausgangsstellung. Dreimal wiederholen.

Dehnübungen der Beine

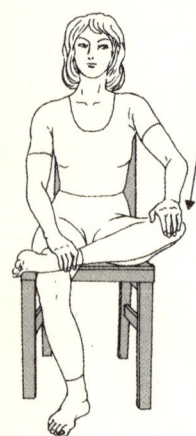

Hinsetzen, die Beine hüftbreit auseinanderstellen. Den linken Fuß so auf das rechte Knie legen, dass der Unterschenkel etwa waagerecht liegt. Die rechte Hand auf den linken Knöchel legen und mit der linken Hand das linke Knie leicht nach unten drücken. Dieselbe Übung mit dem rechten Bein ausführen. Jeweils dreimal wiederholen.

Ganz gerade sitzen, mit einer Lehne im Rücken. Mit beiden Händen das linke Knie umfassen und den Oberschenkel möglichst nahe an den Oberkörper heranziehen. Die Zehenspitzen nach oben ziehen; das Bein mit der Ferse voran ausstrecken und es einige Sekunden gestreckt halten. Das Bein erst beugen, dann wieder aufsetzen. Dieselbe Übung mit dem rechten Bein ausführen. Jeweils dreimal wiederholen.

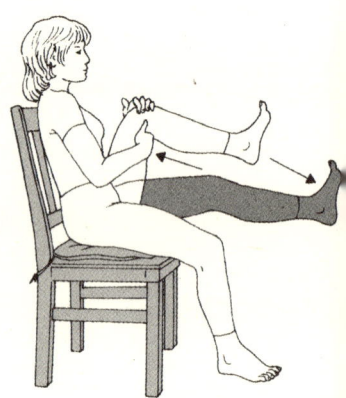

Auf die vordere Stuhlhälfte setzen, Beine hüftbreit auseinanderstellen, Fersen mit Druck auf dem Boden aufsetzen. Die Hände im Nacken verschränken (etwa in Ohrhöhe). Den Oberkörper langsam so weit wie möglich nach vorn sinken lassen, bis der Kopf zwischen den Knien ist; dabei bis zehn zählen. Langsam mit festem Fersendruck wieder aufrichten. Die Übung zwei- bis dreimal wiederholen.

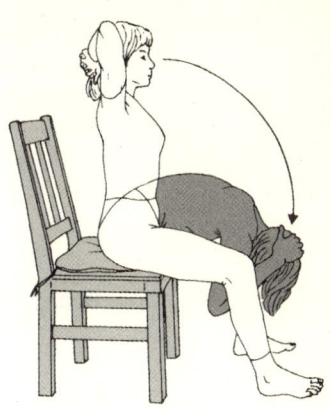

Übungen im Sitzen

Jeweils dieselbe Ausgangsstellung – im »aktiven Sitz«, in dem der Druck der Fersen auf den Boden den Rücken aufrichtet –, die Beine hüftbreit auseinander, der Kopf aufrecht (unten links).

Beide Handflächen seitlich unten an das Kinn legen und das Kinn in die Handflächen drücken – jedoch so, dass der Kopf nicht bewegt wird. Diese Spannung halten und dabei bis zehn zählen. Dann die Arme wieder locker neben dem Körper hängen lassen. Dreimal wiederholen (unten rechts).

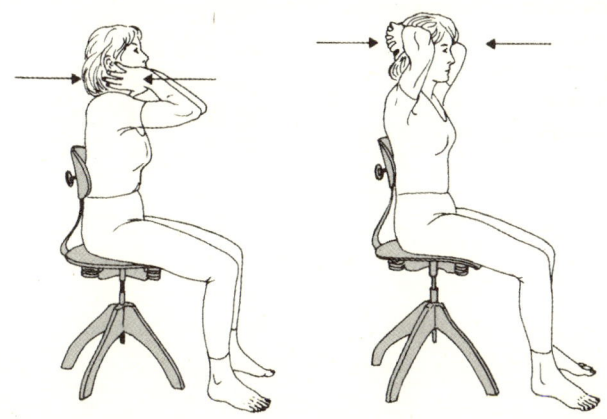

Hände hinter dem Kopf verschränken (etwa in Höhe der Ohren). Den Kopf in die Hände drücken und mit den Händen dagegenhalten – jedoch so, dass der Kopf nicht bewegt wird. Diese Spannung halten und dabei bis zehn zählen. Dann die Arme wieder locker neben dem Körper hängen lassen. Dreimal wiederholen.

Mit der linken Hand unter die Sitzfläche greifen. Die rechte Handfläche seitlich an den Kopf legen, so dass der Daumen unter dem Ohr anliegt. Den Kopf in die Handfläche drücken und mit der Hand dagegenhalten, jedoch so, dass der Kopf nicht bewegt wird. Diese Spannung halten und dabei bis zehn zählen. Dann die Arme wieder locker neben dem Körper hängen lassen. Dieselbe Übung mit der anderen Hand ausführen. Jeweils dreimal wiederholen (unten links).

Mit beiden Händen die Sitzfläche packen und versuchen, diese nach oben zu ziehen. Diese Spannung halten und dabei bis zehn zählen. Insgesamt dreimal wiederholen (unten rechts).

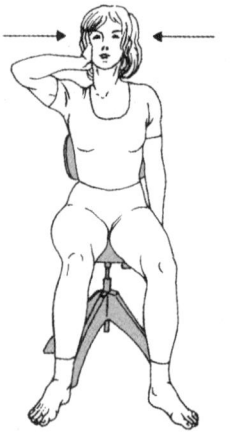 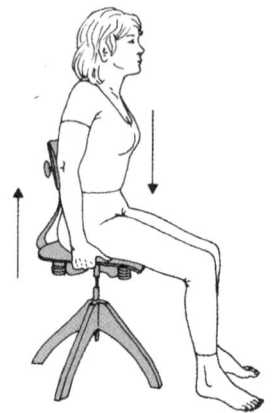

Übung aus dem Vierfüßlerstand

In dieser Ausgangsstellung sind Knie und Hände senkrecht unter Hüften und Schultern; der Rücken ist gerade, hängt nicht durch, und auch der Kopf wird parallel zum Boden gehalten.

Den Kopf senken, ein Knie beugen und zur Nase hochführen – wobei der Fuß den Boden möglichst nicht berührt und der Rücken rund wird. Einige Sekunden in dieser Stellung verharren.

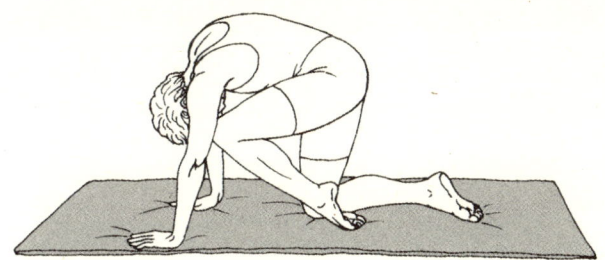

Das Bein waagerecht nach hinten ausstrecken – wobei der Fuß gebeugt ist, die Zehen herangezogen sind und der Rücken wieder gerade wird. Den Kopf anheben, bis das Gesicht parallel zum Boden ist. Einige Sekunden in dieser Stellung verharren. Schließlich das Knie beugen und das Bein wieder zurück in den Vierfüßlerstand nehmen, den Rücken entspannen. Diese zweiteilige Übung auch mit dem anderen Bein ausführen. Jeweils dreimal wiederholen.

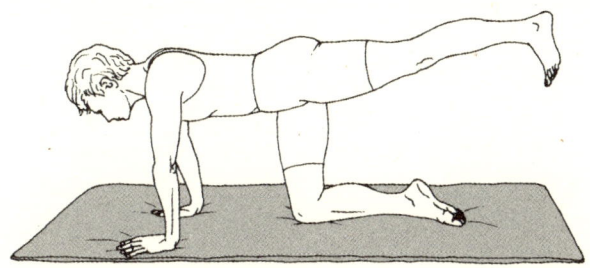

Übungen in Rückenlage

*Beine gestreckt und hüftbreit auseinander, Arme nach oben aus-
gestreckt neben dem Kopf. Das rechte Knie und den linken Ellenbogen beugen und beide zur Körpermitte hin bewegen, dabei
den Kopf anheben und das Kinn etwas an den Brustkorb ziehen.
Diese Spannung halten und dabei bis zehn zählen. Dann Arm,
Kopf und Bein gleichzeitig zurück in die Ausgangsstellung nehmen. Dieselbe Übung danach mit dem anderen Arm und Bein
ausführen. Jeweils zweimal wiederholen.*

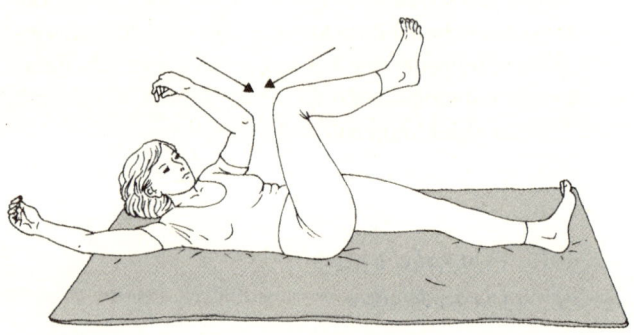

*Beine leicht angewinkelt und hüftbreit auseinander, Arme ne-
ben dem Körper mit den Handflächen nach unten. Die Gesäßmuskulatur anspannen und das Becken nach oben drücken, bis
die Leisten gestreckt sind. Unter dieser Spannung die Wirbelsäule gerade halten und dabei bis zehn zählen. Insgesamt dreimal wiederholen.*

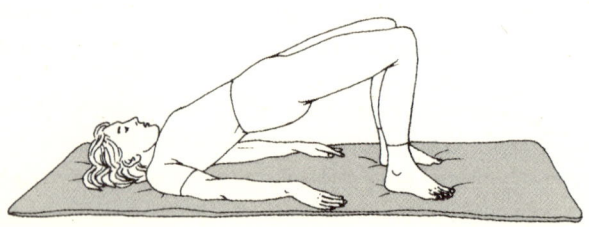

3 Die kranken Gelenke

Kranke Gelenke – das bedeutet oft Arthrose. Am häufigsten sind Knie-, Hüft- und Fingergelenke davon in Mitleidenschaft gezogen. Aber auch die Gicht macht vielen schmerzhaft zu schaffen. In diesem Kapitel lernen Sie die einzelnen Krankheitsbilder kennen und erfahren, was jeweils in dem betreffenden Fall zu tun ist. Besonders nützlich für die Selbsthilfe: eine spezielle »Gelenkschule« mit detaillierten Abbildungen.

Was die Gelenke krank macht: Jeder hat sein Risiko

Bei jedem Menschen verändern sich im Laufe des Lebens die Gelenke. Ist er erst einmal älter als 55 Jahre, dann sind gewisse degenerative Veränderungen im Röntgenbild zu sehen: Der Gelenkspalt zwischen zwei Knochenenden ist nun schmaler als in jungen Jahren, weil der Gelenkknorpel dort dünner geworden ist. Dieser Verschleiß allein macht noch nicht krank. Nur etwa die Hälfte aller Menschen mit solchen deutlich sichtbaren Zeichen für den Abbau werden auch zu Patienten. Es kommen noch andere Umstände hinzu, die letztendlich zu einer Arthrose führen.

Ab einem Alter von 55 Jahren sind beim Menschen degenerative Veränderungen der Gelenke auf dem Röntgenbild nachweisbar

Was ist eine Arthrose?
Eine Arthrose ist eine »chronische, schmerzhafte, zunehmend funktionsbehindernde Gelenkveränderung infolge eines Missverhältnisses zwischen Tragfähigkeit und Belas-

tung«, wie sie ein gängiges Lexikon der Medizin definiert. Dieses krank machende Missverhältnis ist – neben dem Verschleiß – auf eine Reihe weiterer Faktoren zurückzuführen. Auf Vererbung, auf Überbelastung im Beruf, beim Sport oder durch Übergewicht, auf Fehlstellungen von Gliedmaßen, auf Fehlbildungen von Gelenken sowie auf Verletzungen, um die wichtigsten zu nennen. Der Reihe nach mehr darüber.

Risikofaktor: Vererbung

Ob ein Mensch im Alter an Arthrose erkrankt, das kann ihm bereits in die Wiege gelegt sein. Es ist bekannt, dass anlagebedingt die Qualität des Knorpels vermindert sein kann, sodass er seine Funktion als Stoßdämpfer weniger gut erfüllt und es zu einem vermehrten Verschleiß im Gelenk kommt.

Möglicherweise resultieren 30 Prozent der Arthrose-Erkrankungen aus fehlerhaften Erbanlagen

Mediziner von der Jefferson-Universität in Philadelphia (US-Bundesstaat Pennsylvania) mutmaßen sogar, dass möglicherweise 30 Prozent aller Fälle von Arthrose durch eine fehlerhafte Erbanlage bedingt sind. Anlass dazu gibt ihnen das Ergebnis der humangenetischen Untersuchung einer bemerkenswerten Familie: Von 19 Angehörigen dreier Generationen waren neun an einer Arthrose erkrankt. Im Erbmaterial aller neun Patienten fand sich derselbe Defekt. Ein Gen ist an einer einzigen Stelle verändert (Punktmutation), sodass ein einziger kleiner Baustein für eine größere Eiweißverbindung (Aminosäure) abweicht. Dieser Fehler betrifft das sogenannte Prokollagen II, aus dem auch die Schutzschicht in den Gelenken aufgebaut wird – und deshalb ist der Knorpel weit weniger widerstandsfähig, ist sein Verschleiß größer und eine Arthrose wahrscheinlicher. Was bei dieser Familie entdeckt worden ist, das dürfte auf viele andere zutreffen.

Risikofaktoren: Überbelastung durch Übergewicht, Beruf, Sport

Darauf ist zwar bereits im Kapitel 1 eingegangen worden, auf eines aber sei noch einmal besonders hingewiesen. Übergewicht belastet Gelenke nicht allein durch die zusätzlichen Pfunde. Es verändert auch ihre normale, auf die Achse ausgerichtete Stellung und beschleunigt dadurch den Verschleiß.

Risikofaktoren: Fehlstellung von Gliedmaßen, Fehlbildung von Gelenken

Häufige Fehlstellungen sind X- und O-Beine. Sie spielen eine bedeutsame Rolle beim Entstehen einer Arthrose im Kniegelenk (Gonarthrose) sowie im Hüftgelenk (Coxarthrose).

O- und X-Beine sind oftmals Ursachen für eine Arthrose im Knie- oder Hüftgelenk

Zum besseren Verständnis zunächst die Verhältnisse in einem gesunden Hüftgelenk: Der Druck zwischen Oberschenkelkopf und Hüftpfanne wird gleichmäßig auf eine so große Fläche verteilt, dass jeder Quadratzentimeter etwa 15 Kilogramm zu tragen hat. Bedingt durch X- und O-Beine kann sich die Gelenkmechanik dramatisch verändern: Dadurch wird der Druck auf eine viel kleinere Fläche konzentriert, sodass sich die Belastung des Knorpels auf das zehn- bis 15-fache vergrößert, bis zu 250 Kilogramm pro Quadratzentimeter. Das hält das betroffene Hüftgelenk nicht auf Dauer aus, es verschleißt vorzeitig.

Im Prinzip dasselbe geschieht bei einer angeborenen Fehlbildung, bei der sogenannten Hüftdysplasie. Weil dabei der Oberschenkelkopf nicht gänzlich, sondern nur teilweise von der Hüftpfanne überdacht ist, wirkt die im Gelenk auftretende Kraft ebenfalls auf eine kleinere Fläche und führt ebenso zum vermehrten Verschleiß bis hin zur Arthrose.

Säuglinge auf eine eventuelle Hüftdysplasie untersuchen und frühzeitig behandeln lassen

Dieses Schicksal ist nicht unabänderlich. Es kommt vor allem auf die Mutter eines Neugeborenen an. Sie sollte so bald wie möglich die Vorsorgeuntersuchung wahrnehmen, bei der die Hüftgelenke ihres Kindes mit Hilfe von Ultraschall inspiziert werden. Wird dabei eine Hüftdysplasie entdeckt, kann diese so frühzeitig und erfolgreich behandelt werden, dass das Gelenk gesund ist, noch bevor das Kind zu laufen beginnt.

Risikofaktoren: Verletzungen

Arthrosen in den oberen Sprunggelenken sind oft verletzungsbedingt

Zerrungen und Verrenkungen können den Knorpel sowohl direkt als auch indirekt schädigen. Direkt, indem ein Teil von ihm abgerissen und durch minderwertiges Gewebe ersetzt wird. Indirekt, wenn infolge der Verletzung die beiden Knochenenden nicht länger exakt aufeinander passen, sondern etwas gegeneinander verschoben sind. Bereits eine Abweichung um wenige Millimeter genügt, um die Belastungsfläche zu verkleinern und die Druckbelastung dementsprechend zu vergrößern – mit denselben Folgen wie bei X- und O-Beinen bzw. bei einer Hüftdysplasie. Durch Verletzungen entstehen auf diese Weise Arthrosen auch in den oberen Sprunggelenken, die gewöhnlich kaum davon betroffen sind.

Arthrose als Folge von degenerativen Veränderungen

Eine Gelenkveränderung bereitet anfangs keine Schmerzen

Soweit die Faktoren, die das Entstehen einer Arthrose zusätzlich zu den degenerativen Veränderungen begünstigen, welche im Laufe des Lebens den Gelenkknorpel weniger elastisch und damit weniger belastbar werden lassen. Das ist ein Prozess, der häufig schon im Alter zwischen 30 und 40 Jahren beginnt, sich über Jahre und Jahrzehnte hinzieht und im Allgemeinen erst in der zweiten Lebenshälfte Beschwerden und Schmerzen bereitet.

Anfangs verspürt der Betroffene nichts davon, dass sich ein Gelenk verändert. Dieses Krankheitsgeschehen beginnt damit, dass die Belastung nicht gleichmäßig über die Gelenkoberfläche verteilt wird, sondern eine oder mehrere Stellen des Knorpels übermäßig stark belastet werden. Diese »pathologische Druckkonzentration« schädigt nicht nur die Knorpelschicht durch Einrisse in der Oberfläche und durch Verlust an Substanz. Sie verändert auch die Funktion der Knorpelzellen (Chondrozyten). Weil der erhöhte Druck nicht mehr genügend Nährstoffe zu ihnen gelangen lässt, setzen sie vermehrt Enzyme frei, welche die Knorpelsubstanz auflösen. Die Kombination aus mechanischer Schädigung und biochemischer Zerstörung beschleunigt den weiteren Verschleiß.

Die Knorpelschicht wird dünner und reißt ein

Was dabei mit dem Knorpel geschieht

Der Knorpel ist nicht länger gänzlich glatt und glänzend. In ihm entstehen raue Flächen, deren Kollagenfasern aufgerissen und aufgesplittert, deren Knorpelschicht dünner und deren Knorpelzellen kleiner sind. Das Gelenk kann nun nicht mehr »reibungslos« bewegt werden; mitunter ist während der Bewegung ein Knirschen (Krepitation) wahrzunehmen, vor allem im Kniegelenk.

Bei Bewegung knirscht es vor allem in den Kniegelenken

In den geschädigten Bezirken versagt der Knorpel als Stoßdämpfer, und Druckstöße schlagen auf den Knochen durch. Dieser passt sich der vermehrten Belastung an. Er verstärkt dort seine Knochenbälkchen durch Einlagerung von Kalk. Außerdem bildet er in den Randbereichen der Gelenkflächen knöcherne Randzacken (Osteophyten), welche eigentlich einen Teil der Belastung aufnehmen sollen, jedoch allzu oft die Beweglichkeit behindern.

In den aufgerauten Stellen bemühen sich die Chondrozyten darum, den Schaden zu reparieren. Unter den veränderten Umständen bringen sie jedoch nur einen Faserknorpel zustande, der bei Weitem nicht so widerstandsfähig und nicht so elastisch ist wie das Original. Der Ersatz besteht aus denselben weichen Kollagenfasern wie die Sehnen, ist weniger glatt und elastisch und wird deshalb etwa fünfmal stärker abgebaut als normaler Knorpel. Er wird zwischen den verstärkten Knochenenden buchstäblich zerrieben.

Mit einer Entzündung reagiert der Organismus auf die abgeriebenen, störenden Knorpelteilchen

Das »Doppelspiel« der Fresszellen

Bedingt durch den vermehrten Abrieb sammeln sich Knorpelteilchen (Detritus) im betroffenen Gelenk an, insbesondere nachdem es übermäßig beansprucht wurde. Sie
werden damit zu störenden Substanzen, deren sich der Organismus entledigen muss. Das macht er mit einer unspe-
zifischen Reaktion, nämlich mit einer Entzündung. Seine
Hilfsmittel sind dabei die sogenannten Fresszellen (Phago-
zyten) des Immunsystems.

Sie haben leider zwei Seiten: Zum einen verschlingen,
zersetzen und beseitigen sie den Abrieb vom Knorpel. Sie
führen sogar in einer Art Recycling dessen brauchbare Bestandteile dem Körper wieder zu. Zum anderen setzen sie
dabei äußerst schädliche Substanzen frei, wie Interleukin-1
und Sauerstoffradikale. Das hat sehr schlimme Folgen für
das vorgeschädigte Gelenk. Das Interleukin-1 veranlasst die
Chondrozyten, noch mehr von den Enzymen freizusetzen,
welche die Knorpelsubstanz auflösen. Und die Sauerstoffradikale verursachen in der Gelenkinnenhaut eine Entzündung (Synovitis) mit den klassischen Symptomen Rötung,
Schwellung und vor allem Schmerzen. Jede Entzündung
aber verschlimmert die Arthrose. Die Folge ist, dass der
Knorpel völlig abgerieben wird und eine sogenannte Kno-
chenglatze entsteht, bei der Knochen auf Knochen reibt.

Mit jeder
Entzündung
verschlimmert
sich die Arthrose

Letztendlich ist das Gelenk versteift und verkrüppelt,
die Gelenkkapsel geschrumpft, die gelenküberspannende
Muskulatur andauernd verspannt und später infolge Bewegungsmangel geschwächt. Arthrose hat den Menschen zum
Invaliden gemacht, dem jede Bewegung zur Qual wird.

Woran eine beginnende Arthrose zu erkennen ist

So weit muss es nicht kommen. Es gibt Warnzeichen, bei
deren Auftreten der Betroffene sofort zum Arzt gehen sollte,
damit einer Arthrose so frühzeitig wie möglich entgegen-
gewirkt werden kann. Erste spürbare Anzeichen können

»steife Glieder« nach einer längeren Ruhepause sein oder ein Spannungsgefühl im Gelenk. Typisch für eine Arthrose sind auch der »Anlaufschmerz« zum Beispiel am Morgen nach dem Aufstehen, der bei Bewegung bald wieder vergeht, sowie der »Belastungsschmerz«, der durch stärkere und längere Beanspruchung des Gelenkes ausgelöst werden kann.

Erste Symptome: Steife Glieder, Spannungsgefühl im Gelenk, Anlaufschmerz, Belastungsschmerz

Bei weiterem Fortschreiten des Verschleißes kann bereits jede Bewegung schmerzhaft sein. Schließlich kommt es häufig zu einer Entzündung, bei der dann auch ein Ruheschmerz besteht. Im Endstadium ist das Gelenk vollkommen versteift; es kann nicht mehr bewegt werden und bereitet nun auch keine Schmerzen mehr. Dieser Zustand ist in manchen Fällen das Ziel der Therapie. Der Arzt versteift ein Gelenk (Arthrodese), und der Patient ist danach schmerzfrei. Viel besser aber ist es, das Gelenk und seine Funktionsfähigkeit zu erhalten, so wie es mit den innovativen Therapien am Schwarzwald MedicalResort Obertal möglich ist. Voraussetzung für eine erfolgreiche Knorpelregeneration ist jedoch, dass noch gesunde Knorpelzellen in einem Gelenk vorhanden sind und der Knorpel nicht vollends geschädigt oder zerstört ist. Was wiederum heißt, dass die Therapie so früh wie möglich, am besten gleich zu Beginn einer Arthrose, einsetzen sollte.

Möglichst früh etwas gegen die Arthrose unternehmen

In diesem Zusammenhang noch einmal ein Grundsatz: Verschleiß im Gelenk allein bereitet nicht unbedingt Beschwerden. Eine Arthrose kann über lange Zeit »stumm« verlaufen; der Verfall des Knorpels geschieht schmerzlos, weil er keine Nerven hat. Was den Betroffenen für immer zum Patienten macht, das ist die »aktivierte Arthrose«. Sie entsteht, wenn zum Verschleiß noch eine Entzündung der Gelenkinnenhaut kommt, welche die Beweglichkeit einschränkt und Schmerzen verursacht. Das kann zu jedem Zeitpunkt geschehen, ganz unabhängig davon, wie viel Knorpel bereits verschlissen ist. Wichtig für eine erfolgreiche Behandlung ist es deshalb, wachsam zu sein, auf das erste Auftreten von Warnsignalen zu achten und gleich dann zu uns nach Obertal zu kommen.

Was kranken Gelenken am besten hilft: die ganzheitliche Arthrose-Therapie

Geschädigter Knorpel kann sich wieder regenerieren

Lange Zeit galt es als Tatsache: Arthrose ist nicht zu heilen und bereits entstandene Schäden im Gelenk sind nicht rückgängig zu machen. Dem widersprechen allerdings die von uns mit unserem Konzept der Integrativen Medizin gemachten Erfahrungen, der erfolgreichen Kombination von moderner Schulmedizin mit bewährten Naturheilverfahren. Bestätigt wurde die Möglichkeit der Knorpelregeneration auch von Untersuchungen an der Sporthochschule Köln, mit denen nachgewiesen wurde, dass sich der erkrankte Knorpel wieder erholen kann. Die von uns in Obertal angewandte ganzheitliche Arthrose-Therapie kann nicht nur die fortschreitende Zerstörung des Gelenkknorpels stoppen, sondern auch den Aufbau neuer Knorpelsubstanz fördern. Entzündungen und Schmerzen verschwinden, die Beweglichkeit der betroffenen Gelenke wird wieder hergestellt und die Betroffenen gewinnen verloren gegangene Lebensqualität zurück.

Die Ganzheitliche Arthrose Therapie wurde von den Ärzten am Schwarzwald MedicalResort Obertal entwickelt

Da beim Entstehen einer Arthrose verschiedene Faktoren mitwirken, sind bei ihrer Behandlung die besten Erfolge zu erreichen, wenn diese ganzheitlich und auf mehreren Ebenen ansetzt. Dieser Grundsatz ist in der »Ganzheitlichen Arthrose-Therapie« verwirklicht, die von uns Ärzten am Schwarzwald MedicalResort Obertal entwickelt worden ist und die nur von uns angewendet wird.

130

Schmerzen beseitigen, Beweglichkeit verbessern

Der erste Schritt der Behandlung ist es, die durch Arthrose verursachten Schmerzen zu lindern oder ganz zu beseitigen und dadurch die Beweglichkeit der Gelenke zu verbessern. Dies wird mit Injektionen spezieller homöopathischer Komplexmittel wie Dularell® N und Miburell® zusammen mit einem Heilanästhetikum in oder an die Gelenke erreicht. Schon kurze Zeit später oder sogar unmittelbar danach sind bereits die Auswirkungen zu spüren: der Schmerz lässt nach und die Beweglichkeit nimmt zu. Unterstützend erfolgen dazu moderate und individuell angepasste physiotherapeutische Maßnahmen.

Homöopathische Komplexmittel, Heilanästhetikum, Physiotherapie

Um schmerzhafte Muskelverkrampfungen zu lösen, injizieren wir außerdem ebenfalls in oder an die von Arthrose betroffenen Gelenke noch verschiedene Homöopathika. Dies sind homöopathische Komplexmittel, die aus Erfahrung gut wirksam sind gegen Erkrankungen des rheumatischen Formenkreises, insbesondere gegen Arthrose, wie etwa Dularell® N und Miburell®. In dem ersten Komplexmittel sind Toxicodendron quercifolium (Giftsumach), Solanum Dulcamara (Bittersüß) sowie Sanguinara canadensis (Kanadische Blutwurzel) enthalten und in dem zweiten Komplexmittel Viscum album (Mistel) sowie Lachesis mutus (Buschmeister).

Die Behandlung wird von den Patienten zu Hause mit den Arthrorell®-Tropfen fortgesetzt. Sie enthalten Colchicum autumnale (Herbstzeitlose), Ledum palustre (Sumpfporst), Toxicodendron quercifolium (Giftsumach) und Acidum silicicum (Kieselsäure).

Abwehrkräfte harmonisieren

Eine bedeutende Komponente bei der Behandlung von Arthrose ist die Immun-Therapie mit Thymosand®-Peptiden. Sie werden in individuell angepasster Dosierung in die Muskulatur injiziert. Wie sie wirken und was sie bewirken, ist im Rahmen der Mehrpunkt-Stabilisierungs-Therapie berichtet worden (siehe Seite 41).

Immun-Therapie mit Thymosand®-Peptiden

Nur soviel noch: Thymosand®-Peptide können mehr, als die gesamte Abwehrkräfte des Immunsystems in ihrer Funktion zu harmonisieren – so eminent wichtig das auch ist. Sie können dieselbe Wirkung lokal entfalten, gezielt im kranken Gelenk. Bei überschießenden Entzündungsreaktionen wird stimuliert, was angeregt werden soll, und supprimiert, was gehemmt werden muss; mit dem Erfolg, dass Entzündungen und Schmerzen anhaltend abklingen und weiterer Schaden vom Gelenk abgewendet wird. Nicht genug damit: Thymosand®-Peptide wirken auch im Rahmen einer allgemeinen Ordnungstherapie. Dazu gehört es, die Fresszellen zu unterstützen, die den vermehrten Abrieb vom Knorpel wegräumen, sodass es dort erst gar nicht zu einer Entzündung kommt.

Gelenkstoffwechsel aktivieren

Homöopunktur mit einem Gelenk-Spezifikum

Wichtig für die Knorpelregeneration ist, dass der aus den gesunden Bahnen geratene Gelenkstoffwechsel wieder aktiviert und harmonisiert wird. Dies erfolgt mit der von uns Ärzten in Obertal entwickelten und seit vielen Jahren erfolgreich angewandten Homöopunktur. Dabei wird in spezielle Akupunkturpunkte ein Gelenk-Spezifikum (Articurell®, rezeptfrei in jeder Apotheke) injiziert, wodurch eine überaus wirksame Kombination von westlicher Homöopathie und östlicher Akupunktur entsteht. Der optimierte Gelenkstoffwechsel ist dann Ausgangsbasis für den Knorpel, mit Hilfe der Selbstheilungskräfte des Organismus seine Substanz zu regenerieren und neues, gesundes Knorpelgewebe aufzubauen.

Unterstützt wird dieser Prozess durch die extrakorporale fokussierte Stoßwellentherapie (ESWT) und die Kernspin-Resonanz-Therapie.

Bei der extrakorporalen fokussierten Stoßwellentherapie

werden Schallwellen gezielt in das an Arthrose erkrankte Gelenk geleitet. Dies bewirkt eine Zunahme der Durchblutung am Knorpel und der angrenzenden Schicht zum Knochen hin. Das Gelenk wird dadurch angeregt, mehr Gelenkschmiere zu bilden.

Extrakorporale Stoßwellentherapie und Kernspin-Resonanz-Therapie

Bei der Kernspin-Resonanz-Therapie wirken in mehreren einstündigen Behandlungen Hochfrequenzimpulse in einem Magnetfeld auf die erkrankten Gelenke ein, was noch zusätzlich den Stoffwechsel des Knorpelgewebes anregt und unterstützt. Der positive Einfluss dieser elektromagnetischen Felder auf das Nachwachsen von Knorpelgewebe konnte in Studien der Sporthochschule Köln nachgewiesen werden.

Beide Therapieverfahren, die extrakorporale fokussierte Stoßwellentherapie und die Kernspin-Therapie, sind für den Patienten vollkommen unbelastend. Das Höchste, was dabei zu spüren ist, sind manchmal ein leichtes Kribbeln und eine geringe Erwärmung in den behandelten Gelenken. Die Auswirkungen sind dagegen umso deutlicher, da es zu einer spürbaren Regeneration des Knorpelgewebes kommt.

Kälte bei »aktivierter Arthrose«

Wird eine bereits vorliegende Arthrose im frühen Stadium 1 nicht erkannt, weil noch keine gravierenden Beschwerden vorliegen, und deshalb auch nicht behandelt, verschlechtert sich das Leiden bei etwa 60 Prozent aller Patienten aufgrund sportlicher oder beruflicher Belastungen binnen zwei Jahren zu einer Arthrose vom Stadium 2. Für die Betroffenen bedeutet das, dass Bewegungseinschränkungen mit Schmerzen vorliegen, die bei der Alltagsbewältigung zu Beeinträchtigungen führen. In diesem Arthrosestadium kommt es bereits zum Absterben von Knorpelzellen, bei deren Zerfall Gewebehormone freigesetzt werden. Dieser Prozess ruft Abwehrreaktionen des Immunsystems hervor, die sich durch Entzündungen der inneren Schleimhäute des betroffenen Gelenks äußern. Wegen dieser Entzündungen sprechen wir Ärzte dann von einer »aktivierten Arthrose« oder »reaktivierten Arthritis« – im Gegensatz zu einer »stummen Arthrose«, bei der keine Entzündungen vorliegen.

Die Wirkungsweise der Kryotherapie

Während Wärmeanwendungen bei einer »stummen Arthrose« ohne die Symptome einer Entzündung sehr hilfreich sein können (alles darüber in Kapitel 2), würden diese bei einer »aktivierten Arthrose« eine Verschlimmerung bewirken. Bei ihr ist das entzündete Gelenk heiß und geschwollen, sodass dann die Kryotherapie mit Kälteanwendungen ein wichtiger Teil der physiotherapeutischen Behandlung ist.

Bei Entzündungen im Gelenk einer »aktivierten Arthrose« wirkt Kälte gleich mehrfach gut: Sie verengt die Blutgefäße und verringert die Blutzufuhr, wodurch sie das Entstehen von Ödemen verhindert. Sie wirkt auf den Stoffwechsel der Knorpelzellen ein und hemmt auf diese Weise die Freisetzung von Enzymen, welche die Grundsubstanz im Gelenk (siehe Seite 11) abbauen. Und sie vermindert die Leitfähigkeit von Nerven, womit ein deutlich schmerzlindernder Effekt verbunden ist.

Im Schwarzwald MedicalResort Obertal gibt es für diesen Zweck eigens einen »Criojet«, der Raumluft aufnimmt, auf -32 Grad Celsius abkühlt, diese dann auf das erkrankte Gelenk strömen lässt und es somit kurzzeitig einer exakt dosierten Kälte aussetzt. Weitere Möglichkeiten der Kälteanwendungen sind Kältegelbeutel, Eispackungen und sogenannte Eis-Lollies, mit denen das zu behandelnde Gewebe sanft bestrichen wird. Ferner eignet sich Moor zur Kältetherapie, das nicht nur für die Wärmetherapie zu gebrauchen ist, sondern auch ein sehr guter Kälteträger ist.

Krankengymnastik ist unverzichtbar

Hierfür gelten dieselben Grundlagen wie bei der Mehr-punkt-Stabilisierungs-Therapie der Wirbelsäule – und dort wird sie auch ausführlicher dargestellt (siehe Seite 54).

Eine Besonderheit zur gezielten Bewegung ist die am Schwarzwald MedicalResort Obertal zur Anschlussheil-behandlung (AHB) nach Gelenkoperationen eingesetzte Motorschiene – zum Beispiel nach dem Einsatz eines künstlichen Kniegelenks, wenn noch Beweglichkeitsein-schränkungen bestehen. Während der Patient im Bett liegt, wird sein operiertes Bein auf der Motorschiene gelagert und durch diese passiv im schmerzfreien Bereich gebeugt und gestreckt. Das erweitert nicht nur allmählich den Be-wegungsradius des Knies, sondern fördert auch die Ver-sorgung mit Gelenkschmiere sowie Nährstoffen und ver-bessert die Durchblutung, was wiederum zum rascheren Abklingen eventuell vorliegender Entzündungen beiträgt.

Passive Bewegung bei der Anschluss-heilbehandlung mit der Motor-schiene

Biomechanische Stimulation zur Muskelkräftigung

Wie bereits die Bezeichnung »Stütz- und Bewegungsap-parat« signalisiert, benötigt der Körper eine kräftige Stütze, um die aufrechte Haltung einnehmen zu können. Aber mindestens genauso wichtig ist diese Stütze für die Ge-lenke der Wirbelsäule und die Gelenke der Extremitä-ten, um störungsfrei zu funktionieren und gesund zu blei-ben. Übernommen wird diese Aufgabe des Stützens von der Muskulatur. Sind die Muskeln geschwächt, können sie ihr nicht mehr in vollem Umfang nachkommen. Das Ent-stehen degenerativer Erkrankungen wird dann begünstigt sowie deren Heilung verzögert oder gänzlich behindert. Um das zu verhindern wird am Schwarzwald MedicalRe-sort Obertal die Biomechanische Stimulation (BMS) einge-setzt. Dabei wird auf einen Muskel entweder im gedehn-ten oder angespannten Zustand mit einem speziellen Gerät eine kaum wahrnehmbare Vibration übertragen, die der ge-

Anregung der Selbstheilungs-kräfte mit sanften Vibrationen

sunden und natürlichen Muskeleigenvibration entspricht. Auch wenn wir es nicht merken: die Muskelfasern vibrieren immer, selbst im Ruhezustand. Wird diese Grundvibration unterstützt oder verstärkt, kommt es zu einer Zunahme der Durchblutung des Muskels. Das führt zu einer Verbesserung der Nährstoffversorgung, zu einer Anregung des Stoffwechsels sowie zu einem verstärkten Abtransport von belastenden Stoffwechselrückständen im Muskel. Die Selbstheilungskräfte werden angeregt, gegen Entzündungen vorzugehen und diese zu beseitigen.

Die Vital-Plus-Therapie

Eine wichtige Rolle zur Behandlung von Arthrose spielt die am Schwarzwald MedicalResort Obertal die Vital-Plus-Therapie mit Mikronährstoffen wie Vitaminen, Mineralstoffen und Spurenelementen sowie essentiellen Fett- und Aminosäuren, die in der richtigen Menge, in der richtigen Zusammensetzung und zum richtigen Zeitpunkt eingenommen werden. Von Bedeutung hierbei sind vor allem:

- Vitamin C, das – unter anderem – der Vernetzung der kollagenen Fasern dient. Es ist deshalb von entscheidender Bedeutung für die Beschaffenheit des Knochens und des Gelenkknorpels. Mangelt es an Vitamin C, sind diese weicher und verschleißen leichter. Zudem wirkt es gemeinsam mit Vitamin E gegen die Sauerstoffradikale, die im arthrotischen Gelenk eine Entzündung verursachen und unterhalten. Beide Vitamine sind in Antioxirell® Plus enthalten (in jeder Apotheke).

Die Vital-Plus-Therapie zur Versorgung mit wichtigen Mikronährstoffen

- Vitamin E ist ein ausgesprochener Radikalefänger. Es eliminiert diese schädigenden Substanzen im erkrankten Gelenk, sodass sie nicht länger die Wände (Membranen) von Zellen verändern. Auf diese Weise kann es die Entzündung dämpfen und den Schmerz lindern. Bei klinischen Versuchen erwies sich Vitamin E gegen aktivierte Arthrosen als ebenso gut wirksam wie die sonst üblichen

Medikamente – und das ohne jede unerwünschte Nebenwirkung. Allerdings muss das Vitamin E in genügend hoher Dosis aufgenommen werden, um diese Wirkung erzielen zu können. Erforderlich dafür sind etwa 800 bis 1.600 Internationale Einheiten pro Tag – so viel natürliches Vitamin E aus Pflanzenöl ist in vier bis acht Kapseln Tocorell® (rezeptfrei in der Apotheke) enthalten.

- Mineralstoffe wie Kalzium, Magnesium und Kalium sowie die Spurenelemente Mangan und Zink in einem ausgewogenen Verhältnis werden für einen gesunden Aufbau des gesamten Bewegungsapparates benötigt (mehr darüber in Kapitel 1). Sie sind in den rezeptfreien Produkten Aminorell® Plus und Minerell® Plus sowie in den Magnorell®-Lutschtabletten enthalten.

Die vier Säulen der Vital-Plus-Therapie

Weil trotz mehr als ausreichender Ernährung viele Bundesbürger nicht genügend Mikronährstoffe zu sich nehmen, werden diese den Arthrosepatienten im Schwarzwald MedicalResort Obertal zugeführt, falls Messungen im Labor einen Mangel daran ergeben. Und zwar mit ausgewählten Produkten der Vital-Plus-Therapie. Dabei handelt es sich in erster Linie um vier »Säulen«, die sowohl am Schwarzwald MedicalResort Obertal zur Behandlung angewendet werden als auch zur Vorbeugung rezeptfrei in allen Apotheken erhältlich sind. Sie enthalten die wichtigsten Vitamine und Mineralstoffe in der richtigen Menge und in der richtigen Zusammensetzung.

Als Ergänzung je nach Bedarf Einzelpräparate

Säule 1: Vicoferell® Plus– Brausetabletten mit den Vitaminen B1, B2, B6, B12, Biotin, Folat, Nikotinamid, Pantothensäure, Vitamin C und Eisen.

Säule 2: Antioxirell® Plus – Kapseln mit den antioxidativen Vitaminen A, C und E, mit Carotinoiden natürlichen und dem Spurenelement Selen sowie mit speziellen Fetten zur Förderung der Resorption, etwa bei Diäten.

Säule 3: Aminorell® Plus – Kapseln mit ausgewählten Aminosäuren zur Förderung der Resorption und mit den Spurenelementen Chrom, Kupfer, Mangan, Molybdän und Zink.

Säule 4: Minerell® Plus – Pulver mit den Mineralstoffen Kalzium, Magnesium, Kalium und den Vitaminen C, D und K.

Zusätzliche Einzelpräparate

Falls es für die Behandlung erforderlich ist, wird die Vital-Plus-Therapie durch die Gabe von Arzneimittel und Diätetika ergänzt:

Die Dosierung wird immer individuell angepasst

- Ascorell® als Injektionslösung mit konservierungsstofffreier Ascorbinsäure, die besonders gut verträglich ist.
- Folarell® mit dem B-Vitamin Folat (auch Folsäure genannt) als Injektionslösung bzw. in Tablettenform.
- Magnorell® als Lutschtablette mit Magnesiumcitrat, das zugleich einer Übersäuerung des Körpers entgegenwirkt.
- Novirell® als Injektionslösung mit den Vitaminen B1, B6 und B12.
- Selenarell® als Injektionslösung für die Zufuhr des Spurenelements Selen.
- Tocorell® als Kapseln mit Vitamin E als natürliches RRR-alpha-Tocopherol aus Pflanzenöl.
- Zinkorell® als Injektionslösung sowie als Lutschtablette für die Zufuhr des Spurenelements Zink. Durch die kombinierte Verabreichung ist eine bessere physiologische Bioverfügbarkeit gegeben.

Anfangs eine höhere Dosierung, danach eine niedrigere Erhaltungsdosis

Die Anwendung der vier Säulen der Vital-Plus-Therapie und der Einzelpräparate erfolgt nicht nach starren Vorschriften, über ihre Gabe und ihre Dosierung wird von Fall zu Fall individuell entschieden. Generell gilt: Zu Beginn für relativ kurze Zeit höhere Dosen zur therapeutischen Beseitigung von laboranalytisch nachgewiesen Mangelzuständen. Danach über längere Zeit oder auf

Dauer eine niedrigere Erhaltungsdosis, um nicht wieder in einen Mangelzustand zu geraten. Das bedeutet, dass die von den Ärzten am Schwarzwald MedicalResort Obertal begonnene Therapie zu Hause mit den Vital-Plus-Produkten aus der Apotheke fortgesetzt wird.

Enzyme beschleunigen den Entzündungsverlauf

Enzyme gegen Arthrose

Sie sind ein weiteres gutes Hilfsmittel gegen Arthrose. Eines der Arzneimittel enthält als natürliche Wirkstoffe das Bromelain aus der Ananas, das Papain vom Papayabaum sowie Trypsin, Chymotrypsin und Pankreatin aus Bauchspeicheldrüsen von Schweinen und Rindern. Diese ausgewogene Kombination wird mit Dragees eingenommen. Die Enzyme gelangen durch die Darmwand ins Blut und werden mit diesem dorthin transportiert, wo sie im Organismus benötigt werden.

Im erkrankten Gelenk haben Enzyme eine erstaunliche Wirkung: Sie hemmen nicht etwa die Entzündung, sondern beschleunigen deren Verlauf, sodass sie eher überstanden ist, die Gelenke wieder früher ohne Schmerzen bewegt werden können und der Schaden in ihnen begrenzt wird. Die Enzyme zerlegen zudem sogenannte Immunkomplexe, die bei der Entzündung entstehen, und unterstützen dadurch die immunmodulierende Wirkung der Thymosand®-Peptide im Gelenk.

Wichtig: Gewichtsabnahme

Sie sei als letzte der unterstützenden Maßnahmen gegen Arthrose genannt, wobei die Reihenfolge keineswegs einer Wertung gleichkommt. Wird ein seit Langem bestehendes Übergewicht abgebaut, ist das eine Art »ursächliche Therapie«, weil die Gelenke endlich von einer Überlastung befreit werden, die als ein Faktor am Entstehen der Arthrose zumindest mitbeteiligt gewesen ist.

Am Schwarzwald MedicalResort Obertal wird zum

Nichtsteroidale Antirheumatika enthalten kein Kortison, von dem verschiedene starke Nebenwirkungen bekannt sind

Abspecken entweder eine Reduktionsdiät zwischen 800 und 1000 Kalorien pro Tag verordnet oder ein Heilfasten durchgeführt, währenddessen regelmäßig Präparate der Vital-Plus-Therapie einzunehmen sind, damit nicht etwa ein bedrohlicher Mangel an Nährstoffen entsteht, der – unter anderem – den bereits bestehenden Schaden am Gelenk noch verschlimmern würde.

Nichtsteroidale Antirheumatika

Zum Abschluss noch ein Wort über die Behandlung der Arthrose mit »nichtsteroidalen Antirheumatika« (NSAR). Sie heißen so, weil sie kein Steroid – also kein Kortison – enthalten. Zwar hat Kortison bei Arthrose eine erhebliche schmerzstillende Wirkung, aber eine seiner bedenklichen Nebenwirkungen schränkt die Anwendung auf Ausnahmefälle ein – es zerstört den Gelenkknorpel. Auf die nichtsteroidalen Antirheumatika kann nicht in jedem Fall gänzlich verzichtet werden. Bestehen erhebliche Beschwerden und sprechen diese auf andere Maßnahmen nicht befriedigend an, sind diese Mittel für die symptomatische Therapie gegen Schmerzen und Entzündung zumindest vorübergehend eine große Hilfe.

Für diese Therapie gilt jedoch der Grundsatz: »So viel wie nötig, so wenig wie möglich.« Die NSAR sollten nur so lange angewendet werden, wie starke Beschwerden bestehen. Nicht allein deshalb, weil auch sie zum Teil erhebliche Nebenwirkungen haben können. Bedeutsamer ist ein anderer Aspekt. Eine Dauerbehandlung mit diesen Medikamenten unterdrückt den Schmerz als Warnsignal. Das erkrankte Gelenk wird ständig überbelastet, bis der Knorpel gänzlich abgeschliffen ist, die freiliegenden Knochenenden miteinander verwachsen sind und schließlich die Arthrose das Gelenk versteift hat.

Bedingt durch den länger währenden Verschleiß erhöht sich mit fortschreitendem Alter das Risiko, an Arthrose zu erkranken

140

Wie Gelenke wieder schmerzfrei und beweglich werden

Wo Bewegung ist, da ist Verschleiß. Das gilt nicht nur für Motoren, sondern auch für Gelenke. Und das ist der Grund dafür, warum mit zunehmendem Alter immer mehr Menschen an einer Arthrose erkranken. Im Prinzip kann zwar jedes Gelenk davon betroffen sein. In der Praxis aber ist die Gonarthrose des Kniegelenks am häufigsten, gefolgt von der Coxarthrose des Hüftgelenks. Sie sind die Gelenke, die das meiste Körpergewicht zu tragen haben und deshalb größten Belastungen ausgesetzt sind. Eine Besonderheit ist die Fingergelenk-Polyarthrose, die vor allem bei Frauen nach den Wechseljahren auftritt und die stets mehrere dieser Gelenke betrifft.

Jeder Fall von Arthrose hat natürlich seine Eigenheiten, dennoch gibt es viele Gemeinsamkeiten sowohl im Verlauf dieser Erkrankung als auch bei der Behandlung. Das können wir aus unserer Tätigkeit am Schwarzwald Medical-Resort Obertal und aufgrund unserer Erfahrungen mit der ganzheitlichen Arthrose-Therapie. Dafür einige Beispiele – vier stehen stellvertretend für viele.

Coxarthorse: Hilfe für kranke Hüften

Die Krankengeschichte von Frau J.

Frau J., 36, Chefsekretärin, war früher stolz darauf gewesen, sehr gelenkig zu sein. Sie konnte die Beine hochwerfen wie eine Ballerina – ohne jedes Training, trotz sitzender Tätigkeit. Vor fünf Jahren hatte sie erste Beschwerden. Nach einer längeren, anstrengenden Wanderung schmerzte die rechte Hüfte. Sie suchte deshalb Hilfe bei einem Orthopäden.

Wegen einer sogenannten Flachpfanne musste die Beinmuskulatur mehr Haltearbeit am Hüftgelenk leisten

141

Dieser erkannte eine Hypermobilität – das ist eine übermäßige Beweglichkeit des Hüftgelenks. Allerdings gingen die Schmerzen nicht von dort aus, vielmehr von einer Stelle seitlich am Oberschenkelschaft – dort, wo am sogenannten großen Rollhügel (Trochanter major) ein Teil der Hüftmuskulatur ansetzt. Als eigentliche Ursache der Beschwerden vermutete der Arzt eine sogenannte Flachpfanne, durch welche die Beinmuskulatur zu vermehrter Haltearbeit am Hüftgelenk gezwungen wird. Eine röntgenologische Untersuchung bestätigte diesen Verdacht.

Zu wenig Bewegung führte zu einer zusätzlichen Schwächung der Beinmuskeln

Das ist besser zu verstehen, wenn man weiß: Bei einem gesunden Hüftgelenk ist der Kopf des Oberschenkelknochens (Femurkopf) oben und hinten von der Gelenkpfanne umschlossen, die ihm sicheren Halt gibt. Ist diese Gelenkpfanne bei der angeborenen Fehlbildung einer Hüftdysplasie nur unvollständig ausgebildet, muss die Muskulatur dem Oberschenkelknochen mehr Halt geben und auch mehr Arbeit bei dessen Bewegungen übernehmen. Wird sie dabei überfordert, bereitet das Schmerzen.

Genau das war der Fall bei Frau J., und deshalb empfahl der Orthopäde ein gezieltes Training zur Stärkung der Beinmuskulatur, damit sie die größere Beanspruchung besser bewältigen könnte. Leider kam es nicht dazu. Zunächst hatte die Patientin keine Zeit, dann waren die Schmerzen vergangen, und schließlich wurden alle guten Vorsätze vergessen. Das Einzige, was sich von nun an änderte: Frau J. vermied ängstlich jede vermeintliche Überanstrengung, bewegte sich noch weniger, saß fast nur noch. Genau das war falsch. Die Muskulatur der Beine wurde dabei geschwächt, während sie eine Kräftigung dringend nötig gehabt hätte.

Eine Coxarthrose lässt sich nicht so einfach wegspritzen

Einige Jahre lang schien der Frau das Nichtstun tatsächlich gut zu bekommen. Sie blieb von weiteren Beschwerden verschont. Deshalb traf es sie wie ein Schock, als plötz-

lich starke Schmerzen in der rechten Leistengegend auftraten und andauerten, selbst ohne größere Belastungen. Sie
ging endlich wieder zum Orthopäden. Diesem blieb nun
nichts anderes übrig, als ihr anhand der Röntgenbilder eine
bittere Wahrheit zu sagen: ausgeprägte Arthrose des rechten Hüftgelenks, etwas geringer auch im linken. Dringend
empfahl er eine krankengymnastische Therapie dagegen.
Diese Mühe wollte Frau J. sich nicht machen und auch
nicht so viel Zeit dafür aufwenden. Sie wünschte sich sehr
rasch einen deutlich spürbaren Erfolg, »am liebsten durch
Spritzen«, wie sie sagte. So kam sie zu uns ins Schwarzwald MedicalResort Obertal und verlangte eine »Injektionstherapie gegen Arthrose«.

Krankengymnastik und ein erhöhter Schuh zum Ausgleich der unterschiedlichen Beinlängen

Diesen Wunsch konnten wir ihr so einfach nicht erfüllen. Zwar ist es möglich, mit Hilfe der Homöopunktur sowie mit unterstützenden Maßnahmen den Stoffwechsel der
geschädigten Gelenke anzuregen. Aber als grundlegende
Voraussetzung für eine Besserung der Beschwerden ist eine
Kräftigung und Harmonisierung der Muskulatur durch eine
gezielte Krankengymnastik unverzichtbar. Das sah Frau J.
dann auch endlich ein.

Ehe sie mit den krankengymnastischen Übungen beginnen konnte, mussten wir noch etwas anderes tun. Die Untersuchung hatte nämlich ergeben, dass das rechte Bein
der Patientin um fast zwei Zentimeter länger ist als das
linke. Sie selbst hatte das nicht einmal bemerkt, dennoch
wurde durch die ungleiche Beinlänge das rechte Hüftgelenk besonders stark belastet, sodass in ihm die Arthrose
auch weiter vorangeschritten war als im linken. Deshalb
verordneten wir als Erstes ein Paar Schuhe, von denen der
linke knapp zwei Zentimeter höher ist, um durch gleiche
Beinlängen beim Gehen das rechte Hüftgelenk zu entlasten.

143

Die Therapie

Frau J. erhielt natürliches Vitamin E, hochdosiert gegen die Entzündung der »überreizten Arthrose«, sowie Vitamin C und den Mineralstoff Mangan für den Aufbau eines stärkeren Bindegewebes, das bei der Patientin ausgesprochen schwach war – offensichtlich bedingt durch eine ererbte Bindegewebsschwäche, die in der Familie häufig war.

Geachtet wurde zudem auf eine kaloriengerechte Ernährung, damit nicht etwa Übergewicht die kranken Hüftgelenke zusätzlich belastet, sowie auf ausreichend Getränke, damit auch der Gelenkknorpel genügend Flüssigkeit erhält.

Vital-Plus-Therapie, Krankengymnastik, Neuraltherapie, Ultraschall- und Elektrotherapie

Die Krankengymnastik mit ihren individuell abgestimmten Übungen wurde sehr intensiv durchgeführt. Anfangs hatte diese eine unerwünschte Wirkung: Die Beschwerden der Arthrose wurden noch schlimmer, die Patientin wollte deshalb die Behandlung abbrechen. Mit Injektionen der Neuraltherapie und von Thymosand®-Peptiden, durch Einsatz von Ultraschall- und Elektrotherapie gelang es uns, diese Schmerzen deutlich zu lindern. Im weiteren Verlauf kam es nie wieder zu dieser Komplikation. Mit der einzelkrankengymnastischen Therapie gelang bei der relativ jungen Frau schon bald die erwünschte Kräftigung und Harmonisierung der Muskulatur. Nach vier Wochen hatte Frau J. keinerlei Beschwerden mehr durch die Coxarthrose der Hüftgelenke.

Trainingsprogramm für zu Hause

Für zu Hause nach dem Klinikaufenthalt wurde ein angepasstes Trainingsprogramm zusammengestellt, das die Beinmuskulatur in so gutem Zustand erhalten und erneute Schmerzen durch Arthrose verhindern soll. Es muss regelmäßig durchgeführt werden, um diesen Erfolg zu gewährleisten. Weil wir den mangelnden Trainingseifer von Frau J. kannten, beschränkten wir dieses Programm auf Übungen, die unbedingt nötig und wenig zeitraubend sind, jeweils fünf bis zehn Minuten lang, morgens und abends, noch vor dem Zähneputzen.

Die Krankengeschichte von Herrn D.

Herrn D., 65, Pensionär, konnten wir leider nicht mehr so gut helfen wie dieser Frau. Er war nicht nur bedeutend älter, sondern bei ihm war die Arthrose noch viel weiter fortgeschritten. Dieser Prozess hatte schon vor Jahrzehnten begonnen. Als Amtmann in einer Forstverwaltung war Herr D. viel unterwegs gewesen, hatte er seine Hüftgelenke oftmals übermäßig belasten müssen. Der Verschleiß in ihnen führte zu Schmerzen in der Leistengegend bei längerem Stehen und Gehen; am schlimmsten waren sie, wenn er bergab ging. Der Mann war deshalb sehr froh, während der letzten Jahre vor seiner Pensionierung im Innendienst arbeiten zu dürfen. Beim Sitzen am Schreibtisch schonte er die Gelenke, und auch in seiner Freizeit bewegte er sich möglichst wenig – die verbrachte er am liebsten vor dem Fernsehgerät.

Arthrose der Hüftgelenke – Schmerzen vor allem beim Bergabgehen

Herrn D. ging es mehr schlecht als recht, dennoch scheute er den Besuch beim Arzt. Er war fest davon überzeugt, dass ihm nur noch mit einem künstlichen Hüftgelenk zu helfen sei, und vor dieser Operation hatte er sehr große Angst. In dieser Notlage kam es ihm gerade recht, als ein Bekannter wahre Wunderdinge erzählte, die er von der ganzheitlichen Arthrose-Therapie gehört hatte. Das ließ sich Herr D. nicht zweimal sagen, sondern kam so bald wie möglich ins Schwarzwald MedicalResort Obertal.

Außer einer Coxarthrose hatte Herr D. noch weitere Erkrankungen

Hier erfuhr der Patient nach gründlichen Untersuchungen, wie sein Zustand wirklich war: Er hatte eine weit fortgeschrittene Arthrose, besonders im linken Hüftgelenk. Wir konnten nicht versprechen, dass unsere ganzheitliche Arthrose-Therapie samt unterstützender Maßnahmen die Beschwerden wesentlich bessern und ihm das Einsetzen eines künstlichen Hüftgelenks ersparen würde.

Wir empfahlen dennoch eine Behandlung, auch aus einem ganz anderen Grund: Herr D. hatte weitere Erkrankungen, galt deshalb als Risikopatient, für den ein chirurgischer Eingriff besonders gefährlich ist. Er hatte nicht nur erhebliches Übergewicht und einen viel zu hohen Blutdruck; es bestand eine koronare Herzerkrankung mit Durchblutungsstörungen des Herzmuskels sowie eine Zuckerkrankheit, die bereits Blutgefäße in den Nieren und Augen in Mitleidenschaft gezogen hatte. Uns kam es deshalb darauf an, Zeit zu gewinnen. Zum einen, um den Gesundheitszustand des Patienten zu verbessern, damit er eine Operation besser überstehen würde. Zum anderen, um die Implantation (Einsetzen) der Endoprothese (künstliches Hüftgelenk) hinauszuzögern. Diese hilft nur für eine begrenzte Zeit – je später sie eingesetzt wird, desto wahrscheinlicher ist es, dass sie für den Rest des Lebens hält.

Übergewicht, hoher Blutdruck, koronare Herzerkrankung mit Durchblutungsstörungen des Herzmuskels, Zuckerkrankheit

Die Therapie

Die Behandlung von Herrn D. hatte mehrere Ansatzpunkte. In erster Linie kam es darauf an, sein Übergewicht zu reduzieren. Das geschah durch eine kalorienarme Kost bei reichlich Flüssigkeitszufuhr und mit Präparaten der Vital-Plus-Therapie, um einen Mangel an Vitaminen und Mineralstoffen zu verhindern. Tägliche krankengymnastische Übungen zielten darauf hin, die durch Schonung geschwächte und teils auch verkürzte Muskulatur der Beine zu kräftigen und zu dehnen.

Gewichtsreduktion, Vital-Plus-Therapie, Krankengymnastik, Homöopunktur, Sauerstoff-Aktiv-Therapie

Im Sinne der Vital-Plus-Therapie wurden vor allem Kalzium und Vitamin D für den Aufbau von Knochensubstanz zugeführt. Infolge des Bewegungsmangels war bei diesem Mann eine Inaktivitäts-Osteoporose (siehe Kapitel 4) entstanden; sie hatte die Knochen porös und brüchig werden lassen. Eine spezifische Therapie mit Homöopunktur und Thymosand®-Peptiden regte den Stoffwechsel der Gelenke an und verbesserte zudem die Funktion von Herz und Kreislauf. Mit der EECP-Therapie und einer Sauerstoff-Aktiv-Therapie gelang es, eine bedeutend bessere Durchblutung der kleinsten Blutgefäße zu erreichen und darüber eine bessere Sauerstoffversorgung der Gewebe. Insbesondere die EECP-Therapie ist das Mittel der Wahl, um Durchblutungsstörungen zu beseitigen und auf diese Weise Folgeerkrankungen von Diabetes mellitus wie Herzinfarkt, Nieren- oder Augenschäden vorzubeugen. Das Schwarzwald MedicalResort Obertal ist eines von bislang nur wenigen Zentren in ganz Europa, an denen die EECP-Therapie vorgenommen wird. In den USA hingegen ist dieses Verfahren seit Jahren etabliert, die Kosten dafür werden sogar von der öffentlichen Krankenversicherung Medicare und den meisten privaten Krankenversicherungen übernommen.

EECP-Therapie beseitigt Durchblutungsstörungen durch das Wachstum biologischer Bypässe

Der Wirkmechanismus der EECP-Therapie ist ebenso einfach wie faszinierend und baut auf die mittlerweile in mehreren wissenschaftlichen Studien nachgewiesene Fähigkeit des Organismus, verstopfte Gefäße durch körpereigene biologische Bypässe zu ersetzen. Ärzte bezeichnen diesen Vorgang als Arteriogenese. Allerdings kommt dieser Gesundungsprozess in den meisten Fällen nicht von alleine in Gang, sondern benötigt dazu einen ganz speziellen Reiz. Dieser wird mit der EECP-Therapie ausgelöst. Aufblasbare Manschetten um die Waden, die Oberschenkel und die Hüften pumpen dazu das Blut EKG-gesteuert in Richtung Herzen, was bereits im Gewebe vorliegenden Mikrogefäßen (Kapillaren) das Signal gibt, zu wachsen. Dieses Wachstum hält an, bis sie so groß sind, dass sie die Funktion der verstopften Gefäße übernehmen können und somit einen ungehinderten Blutfluss gewährleisten. Bei Herrn D. konnten mit der EECP-Therapie die Durchblutungsstö-

Körpereigene Mikrogefäße wachsen, bis sie die Aufgabe verstopfter Gefäße übernehmen können rungen schließlich ohne operativen Eingriff beseitigt werden. Die Sauerstoff-Intensiv-Therapie sorgte überdies noch dafür, dass der gesamte Organismus besser mit Sauerstoff versorgt wurde. Beide Maßnahmen kamen nicht nur den Gelenken zugute, auch die Hände und Füße des Patienten waren nun nicht länger ständig kalt.

Unter dieser Behandlung besserte sich der Zustand von Herrn D. eindeutig. Das sagte er uns, das bestätigten regelmäßige Untersuchungen und Laborkontrollen. Der Bluthochdruck sank auf fast normale Werte, sodass kaum noch Medikamente deswegen eingenommen werden mussten. Der Herzmuskel wurde besser durchblutet als zuvor, er war deshalb leistungsfähiger und belastbarer. Der Zuckerstoffwechsel wurde derart gut beeinflusst, dass von nun an Diät allein zur Behandlung des Altersdiabetes genügte. Alles in allem: Herr D. war nicht länger ein Risikopatient, er würde eine Operation sehr wahrscheinlich ohne zusätzliche Schäden überstehen.

Statt »Wunderheilung« ein »kleines Wunder«

Der Stock zur Entlastung des Hüftgelenks muss richtig eingesetzt werden

Ob er jemals ein künstliches Hüftgelenk benötigen wird, ist heute ungewiss. Denn auch gegen die Arthrose war unsere Behandlung erfolgreich. Die kranken Hüftgelenke ertrugen eine deutlich größere Belastung und bereiteten wesentlich weniger Beschwerden, als der Patient nach sechs Wochen heimkehrte. Er verließ uns dennoch auf einen Stock gestützt, um die linke Hüfte zu entlasten; zuvor hatten wir ihn noch darin unterwiesen, diese Hilfe beim Gehen richtig zu gebrauchen (siehe Seite 158).

Zwar hatte er am Schwarzwald MedicalResort Obertal nicht die »Wunderheilung« erlebt, die er fälschlicherweise erwartet hatte. Aber die deutliche Besserung in seinem gesamten Befinden ist für ihn »ein kleines Wunder«, wie er uns glaubhaft beim Abschied versicherte.

Gonarthrose: Damit das Kniegelenk nicht länger schmerzt

Die Krankengeschichte von Herrn N.

Herr N., 47, Architekt, war in seiner Jugend ein begeisterter Fußballer gewesen. Bis zu dem Tag, an dem er sich bei einem Foul den Innenmeniskus im rechten Kniegelenk verletzte. Ein Orthopäde entfernte diese knorpelige Gelenkzwischenscheibe und empfahl, künftig auf Sport zu verzichten. Der junge Mann befolgte diesen Ratschlag, zumal sein Studium ihm damals sehr viel Zeit abverlangte.

Nach einem Sportunfall: Operative Entfernung des Innenmeniskus im Kniegelenk

Jahrelang ging auch alles gut. Hin und wieder tat das Knie weh, vor allem nach langem Stehen und Gehen; die Beschwerden vergingen bei Ruhe bald wieder und wurden deshalb nicht ernst genommen. Das änderte sich, nachdem Herr N. bei der Besichtigung einer Baustelle durch einen unachtsamen Fehltritt ins Stolpern geraten war. In den Stunden danach schwoll das rechte Knie stark an und schmerzte sehr.

Mühsam quälte sich der Mann zum Orthopäden. Dessen Diagnose war ein Schlag für ihn: fortgeschrittene Gonarthrose im rechten Kniegelenk. Mehrmals musste das Gelenk punktiert werden, weil sich ein Erguss in ihm angesammelt hatte. Erst nach einer Injektion mit einem langwirkenden Kortikoidpräparat vergingen die akuten Beschwerden.

Schmerzen trotz Bandagen

»Warum gerade ich?«

Von nun an hatte Herr N. immer wieder Kummer mit dem Knie; jede größere Belastung führte aufs Neue zu schlimmen Schmerzen. Auf Anraten seiner Frau versuchte er, durch Schonung und durch Tragen einer stabilisierenden Bandage das Kniegelenk zu schützen und zu stützen. Das war gut gemeint, nutzte jedoch kaum etwas. Die Beschwerden traten weiterhin auf, wurden mit der Zeit noch stärker und hinzu kam ein schmerzhaftes Reiben hinter der rechten Kniescheibe.

Der nächste Rat der Ehefrau war viel besser. Sie selbst, 41, Einkäuferin für einen großen Warenhauskonzern, kommt alle zwei Jahre zu uns, um mit einer Aktivtherapie ihr Leistungsvermögen zu stärken und neue Lebenskraft zu gewinnen. Beim nächsten Mal brachte sie ihren Mann mit zu uns ins Schwarzwald MedicalResort Obertal.

Herr N. war kein einfacher Patient, zumindest anfangs nicht. Er stand dem Bemühen der Ärzte ablehnend gegenüber. Das Gespräch mit uns begann er mit aggressiven Fragen, die ihm bislang niemand zu seiner Zufriedenheit hatte beantworten können: »Warum nur das rechte Knie?« »Warum trotz Schonung jetzt auch noch Schmerzen hinter der Kniescheibe, dazu noch dieses fürchterliche Reiben und Knirschen?« Und vor allem: »Warum gerade ich?«

Unsere Antwort musste ihm ebenfalls aggressiv erscheinen. Das sollte sie auch, denn sie war bereits ein Teil der Therapie. Sie bestand aus der Gegenfrage: »Warum nicht Sie?« Einen Moment lang war der Patient sprachlos; man sah seinem Gesicht an, wie sehr es in ihm arbeitete. Dann sagte er nur kurz, jedoch glaubwürdig: »Gut, ich habe verstanden.« Herr N. hatte wirklich verstanden, worum es uns ging. Er war nun bereit, sein Schicksal anzunehmen, seine Erkrankung zu akzeptieren und davon ausgehend aktiv bei seiner Behandlung mitzuarbeiten.

Durch das Fehlen des Innenmeniskus stimmten die Gelenkflächen im inneren Bereich des Kniegelenks nicht mehr überein und mussten einem größeren Druck standhalten

Entfernung des Meniskus nicht in jedem Fall

Zuvor jedoch erklärten wir dem Patienten ganz genau, wie es in seinen jungen Jahren bereits zu der fortgeschrittenen Gonarthrose kommen konnte. Auslöser war die Verletzung beim Fußballspiel gewesen, wegen der der Innenmeniskus operativ entfernt worden war. Das Fehlen dieser kleinen Knorpelscheibe hatte schwerwiegende Folgen. Die Gelenkflächen im inneren Bereich des rechten Kniegelenks stimmten nun nicht mehr genau überein. Sie waren auch einem größeren Druck als zuvor ausgesetzt, weil nun der Meniskus als »Puffer« fehlte. Übrigens: Diese Erkenntnisse haben zu einem Umdenken bei den Ärzten geführt; ein verletzter Meniskus wird heute nicht mehr routinemäßig entfernt, sondern – wenn irgend möglich – soweit es geht erhalten.

Sein Fehlen bei Herrn N. bedingte einen vorzeitigen Verschleiß und führte in jungen Jahren bereits zur Arthrose im rechten Kniegelenk. Die Schonung wegen der Schmerzen und die Bandage zum Stützen förderten dieses Geschehen nur noch – was das Ehepaar damals nicht wissen konnte. Der vierköpfige vordere Oberschenkelmuskel (Quadrizeps) wurde geschwächt, insbesondere in seinem zur Körpermitte hin gelegenen (medialen) Anteil. Er konnte deshalb das Gelenk nicht mehr so harmonisch bewegen wie zuvor. Es kam zu einer Seitenabweichung der Kniescheibe (Patella) im knorpelüberzogenen Gelenkbett, vermehrt zu Reibung und zum Verschleiß der Kniescheibe und schließlich zu einer Retropatellar-Arthrose. Als Architekt, der sich in Statik und angewandter Mechanik gut auskennt, verstand Herr N. diese Zusammenhänge sofort und ebenso die Maßnahmen der Therapie, die sich daraus ergaben.

Erhöhung der Schuhsohle, Krankengymnastik und, Ganzheitliche Arthrose Therapie, Erstellung eines Übungsprogramms

Die Therapie

Die erste Maßnahme war eine Erhöhung des äußeren Randes der rechten Schuhsohle. Dadurch wurde eine Entlastung des bislang überbelasteten inneren Bereichs des rechten Kniegelenks erreicht. Schwerpunkt der Therapie war auch in diesem Fall eine individuelle Krankengymnastik zur Kräftigung und Harmonisierung der Muskulatur, insbesondere des geschwächten Anteils des Quadrizepsmuskels.

Im Rahmen der ganzheitlichen Arthrose-Therapie injizierten wir Thymosand®-Peptide, die auch bei Gelenkerkrankungen durch immunbiochemische Prozesse heilsam wirken und zudem die allgemeinen Ordnungskräfte des Körpers stärken. Zusätzlich erhielt dieser Patient Homöopunktur mit dem Gelenk-Spezifikum Articurell® und schmerzstillende Injektionen der Neuraltherapie.

Auspendelbewegungen entlasten und erweitern den Gelenkspalt

Selbstverständlich wurde auch Herr N. gründlich vorbereitet auf das Leben mit seiner Krankheit daheim. Eigens für ihn wurde ein Übungsprogramm zusammengestellt, mit dessen Hilfe seine Beinmuskulatur gezielt gestärkt werden kann. Zudem wurde ihm demonstriert, wie einfach Auspendelbewegungen durchzuführen sind (mehr darüber Seite 171). Diese einfachen Übungen entlasten und erweitern den Gelenkspalt, sodass vorübergehend mehr Gelenkschmiere mit mehr Nährstoffen zu dem geschädigten Knorpel gelangen kann

Fingergelenk-Polyarthrose: Wieder zugreifen ohne Schmerzen

Die Krankengeschichte von Frau R.

Frau R., 56, selbstständige Gastwirtin, hat am eigenen Leibe erfahren müssen, dass es eine genetische Disposition, eine ererbte Veranlagung, für Arthrose gibt. Dadurch bedingt ist die Qualität des Gelenkknorpels bei den betroffenen Menschen nicht so gut wie bei anderen; selbst ohne jahrelange Überbelastung kommt es bei ihnen zu einem übermäßigen Verschleiß und zum vorzeitigen Entstehen einer Arthrose.

Bereits die Mutter litt unter degenerativen Erkrankungen der Gelenke

Ihre Mutter hatte sehr unter dieser degenerativen Erkrankung zu leiden gehabt, vor allem in den Knien, aber auch in anderen Gelenken. Frau R. hatte ihr Leben lang befürchtet, ein gleiches Schicksal erleiden zu müssen. Vor drei Jahren schien das bereits der Fall zu sein: Schmerzen setzten ein, abwechselnd in mehreren Gelenken, als sogenannte wechselnde Arthralgien.

Schuld daran war damals noch keine Arthrose. Ständige Überbeanspruchung beim Hantieren in der Gastwirtschaft hatte zu chronischer Überbelastung von Sehnen und Bändern geführt; insbesondere an jenen Stellen, wo Sehnen an Knochen ansetzen. Auf diese Weise entsteht ein Gefühl, als ob das ganze Gelenk schmerzen würde.

Im Bereich dieser überbelasteten Weichteile kam es immer wieder zu Blockierungen, sodass sich Gelenke nicht mehr gänzlich und nicht mehr geschmeidig bewegen ließen. Mit einer manuellen Therapie (siehe Seite 49) konnten die Gelenke zwar deblockiert und wieder schmerzfrei beweglich gemacht werden. Es wurde aber versäumt, die wiedergewonnene Schmerz- und Bewegungsfreiheit durch eine krankengymnastische Therapie zu erhalten.

Eine Deblockierung von Gelenken zeigt nur dann auf Dauer Erfolg, wenn sie durch spezielle krankengymnastische Übungen ergänzt wird

Zwangsläufig kam es immer wieder zu neuen Blockierungen. Diesem Teufelskreis der Überbelastung – einerseits körperlich durch großen Ehrgeiz bei der Arbeit und durch ständige schwere Schmerzen, andererseits psychisch durch die quälende Angst vor einem Leiden durch Arthrose wie bei der Mutter – konnte die Frau sich nicht allein entziehen. Sie suchte wiederholt Hilfe beim Orthopäden, der sie zu beruhigen versuchte: Die Schmerzen waren durch Überbeanspruchung im Beruf bedingt, nicht auf eine Arthrose zurückzuführen.

Der Verschleiß des anlagebedingt schwachen Knorpels ging weiter. Im Verlauf von Jahren veränderten sich deutlich sichtbar die End- und Mittelgelenke mehrerer Finger durch knötchenhafte Verdickungen. Nun ließen Schmerzen und eine gewisse Steifigkeit der Gelenke das Zugreifen immer schwieriger werden, zumal auch noch die Sattelgelenke der beiden Daumen bei jeder größeren Bewegung weh taten. Zu allem Übel wurden die Hände sehr empfindlich gegen Kälte; sie schmerzten, sobald sie beim Gläser-

An den Fingergelenken zeigten sich nichtentzündliche knöcherne Auswüchse ohne Harnsäureablagerungen spülen in der Gastwirtschaft ins kalte Wasser getaucht wurden. Das sei vielleicht Gicht oder Rheuma, meinte Frau R.

Fingergelenk-Polyarthrose – bei Frauen am häufigsten

In diesem Zustand kam sie zu uns, um sich »einmal richtig durchchecken zu lassen«. Wir taten das und stellten dabei fest: Bis auf deutliche Verspannungen im Nacken-Schulter-Bereich und bis auf die Veränderungen an den Fingern war die Patientin gesund. Die Fingergelenke waren jedoch nicht an Gicht und nicht an Arthritis erkrankt, wie sie angenommen hatte. Die Gelenke waren allein durch knöcherne Auswüchse verändert, ohne Anzeichen einer Entzündung und ohne Ablagerungen von Harnsäurekristallen. Sie ließen sich ohne große Einschränkungen bewegen. Am meisten schmerzten die Sattelgelenke der beiden Daumen, wenn diese zum Grundgelenk der kleinen Finger hin bewegt wurden – weshalb Frau R. auch nicht mehr so kräftig zupacken konnte wie zuvor.

Was sie so lange schon befürchtet hatte, war nun eingetreten. Frau R. war an Arthrose erkrankt, genauer gesagt an Fingergelenk-Polyarthrose. Sie tritt stets in mehreren Gelenken an beiden Händen gleichzeitig auf, aufgrund einer erblichen Veranlagung gehäuft in Familien. Frauen sind viel häufiger davon betroffen als Männer, und sie leiden auch sehr viel mehr darunter, weil nun ihre Finger nicht mehr makellos und schön geformt sind. Selbst der Hinweis, dass diese Polyarthrose die Finger viel beweglicher belässt als etwa eine Coxarthrose das Hüftgelenk, ist für die meisten von ihnen nur ein schwacher Trost. In vielen Fällen sind lediglich die Fingergelenke betroffen, die anderen Gelenke bleiben zumeist von einer Arthrose verschont.

Spezielle Gymnastik mit dem Handtrainer-Gerät

Die Therapie

Bei der Behandlung von Frau R. wurde großer Wert auf Bewegung gelegt. Diese ist das beste Mittel zum Erhalt einer möglichst guten Funktion der Gelenke. Angeleitet durch unsere Krankengymnastin erlernte die Patientin ein Übungsprogramm zur Kräftigung der Finger- und Handmuskulatur, unterstützt durch ein spezielles Handtrainer-Gerät. Darüber hinaus wurde sie unterwiesen, wie künftig die Hände bei der Arbeit und im Alltag weniger belastet und dafür mehr entlastet werden können.

Im Rahmen unserer ganzheitlichen Arthrose-Therapie erhielt die Patientin Injektionen mit Wirkstoffen, die den Stoffwechsel der Gelenke verbessern. Wärmende Handbäder in heißem Wasser mit zusätzlichen Übungen verbesserten die Durchblutung, auch die der Fingergelenke. Die Schmerzen ließen daraufhin beträchtlich nach.

Was unverändert blieb, war das ästhetische Problem. Die Patientin war sehr unglücklich über das Aussehen ihrer »dicken Fingergelenke«, die sie als »hässlich und störend« empfand. Erst in ärztlichen Gesprächen und mit gezielten Entspannungsübungen gelang es, diese Vorbehalte abzubauen. Frau R. gewann eine gelassenere Einstellung zu diesem Schönheitsfehler, betrachtete zunehmend die relativ gute Beweglichkeit der Fingergelenke als großen Gewinn. So war sie bedeutend besser auf das Leben mit ihrer Krankheit vorbereitet, als sie aus dem Schwarzwald MedicalResort Obertal heimkehrte.

Wärmende Handbäder, Gesprächstherapie

Physiotaping: Kleines Band mit großer Wirkung

Die Idee hatte der japanische Chiropraktiker Kenzo Kase: Physiotaping, auch Kinesiotaping genannt. Das kinesiologische Taping basiert auf dem Grundgedanken, dass durch fachkundiges Anlegen von elastischen und atmungsaktiven Bändern die Selbstheilungskräfte des Körpers unter Erhaltung der Bewegungsfähigkeit stimuliert werden können. Die Bänder dienen zur Unterstützung der Muskulatur, zur Beseitigung der Schmerzen und zur Anregung des Heilungsprozesses – unter anderem – bei Arthrose. Sie ver-

Mikromassage der Haut stimuliert die Muskulatur

fügen über hautähnliche Eigenschaften und werden unter leichter Dehnung auf die Haut über verspannten Muskeln oder schmerzenden Gelenken geklebt. Dort verbleiben sie bis zu 14 Tage oder werden bei Bedarf erneuert. Ihre Wirkung erzielen die Bänder, indem sie durch eine Art Mikromassage der Haut die spannungsmessenden Rezeptoren in den Muskeln stimulieren und dadurch eine Erhöhung der Blut- und Lymphzirkulation erreichen.

In vielen Fällen kommt es durch die Physiotape-Behandlung rasch zu vollkommener und anhaltender Schmerzfreiheit. Erreicht wird dies durch eine reflektorische Wirkung, die von den Bändern ausgeht. Sie stimulieren schmerzhemmende Reflexmechanismen der Haut, regen die Durchblutung an und fördern den Abbau von Gewebeflüssigkeit sowie Stoffwechselrückständen.

Überdies beschleunigen sie den Heilungsprozess bei Entzündungen und aktivieren die körpereigenen Regenerationsprozesse. Am Schwarzwald MedicalResort Obertal wird das Physiotaping mit guten Erfahrungen bei Schmerzen an den Knien, den Schultern und der Wirbelsäule angewandt.

Bewegung: Nicht zu wenig und nicht zu viel

Bewegen – auch wenn es weh tut

In einem Buch wie diesem ist es nicht möglich und sicher auch nicht nötig, alle Möglichkeiten der Medizin in allen Einzelheiten darzustellen. Viel wichtiger ist es uns, über diese Schilderungen durch genauere Information die Patienten für eine bessere Mitarbeit zu gewinnen. Der Arzt kann zwar von Schmerzen befreien und somit Bewegung als wesentlichen Bestandteil der Behandlung ermöglichen. Es liegt aber am Patienten selbst, diese Chance zu nutzen und regelmäßig mit gezielten Übungen gegen die Arthrose anzugehen.

Ebenso schädlich wie Untätigkeit ist allerdings auch Übertreibung – Schmerzen sind ein Warnsignal, dass ein

Gelenk überbelastet ist und dass die Übung zu beenden ist. Deshalb gilt der Grundsatz: Die Zusammenarbeit mit dem Arzt und die aktive Mitarbeit bei der Therapie sind die besten Voraussetzungen für einen optimalen Erfolg und für einen größtmöglichen Gewinn an Gesundheit.

Richtiges Training: Regelmäßig und ohne zusätzliche Belastung für das Gelenk

Besser leben mit Arthrose: Selbsthilfe für kranke Gelenke

Einen Fehler machen viele Menschen, die zum ersten Mal den Anlaufschmerz der Arthrose in einem Gelenk verspürt haben: Sie bewegen sich von nun an immer weniger, weil sie meinen, das Gelenk schonen zu müssen, und weil sie hoffen, dadurch den Verschleiß stoppen zu können. Richtig ist das Gegenteil. Regelmäßige Bewegung aktiviert den Stoffwechsel der Knorpelzellen und bewirkt dadurch einen gewissen Schutz gegen weiteren, vermehrten Abbau. Das gilt zumindest anfangs und solange das Gelenk nicht entzündet ist.

Um trotz bester Absicht bei einem Gelenktraining nichts Falsches zu tun, empfiehlt es sich, vorher den behandelnden Arzt zu befragen, ob er Einwände dagegen hat – möglicherweise gebieten Erkrankungen von Herz und Kreislauf gewisse Beschränkungen.

Wichtig dabei ist: Das Training darf zu keiner allzu großen zusätzlichen Belastung für das Gelenk werden und es muss regelmäßig durchgeführt werden – mindestens dreimal in jeder Woche, sonst nutzt es überhaupt nichts. Richtig dafür sind Ausdauersportarten mit rhythmischen Bewegungsabläufen, die den gesamten Körper ausgewogen beanspruchen.

Günstige Ausdauersportarten bei Arthrose

Schwimmen, Radfahren, Wandern und Laufen

- Schwimmen, falls möglich in wohltemperiertem Wasser mit 28 bis 32 Grad. Das entlastet während des Trainings nicht nur die Gelenke, sondern entspannt auch verkrampfte Muskulatur. Viel besser geeignet als Brustschwimmen mit den Grätschbewegungen der Beine, die Hüft- und Kniegelenke sehr beanspruchen, ist Schwimmen in Rückenlage mit dem Kraul-Beinschlag.

- Radfahren, wobei darauf zu achten ist, dass das Leistungsvermögen nicht überfordert wird, dass der Lenker ein wenig niedriger ist als der Sattel und der Sattel so eingestellt ist, dass bei durchgestrecktem Bein die Ferse voll auf den Pedalen steht, wenn diese an ihrem Tiefpunkt angelangt sind.

- Wandern und Laufen, bevorzugt auf weichem, federndem Waldboden oder über Wiesen und so wenig wie möglich auf hartem Straßenbelag.

Ratschläge für das Gehen mit geschädigten Knie- oder Hüftgelenken

- Kürzere Schritte tun, damit die Belastung der Gelenke geringer ist als bei einem weit ausholenden Gang. Beim Abwärtsgehen die Füße nach außen stellen; dieser »Kellnergang« schont vor allem die Kniegelenke.

- Schuhe mit weichen, federnden Absätzen tragen, mit denen man quasi ständig auf Waldboden läuft. Das ist zu erreichen mit Kreppsohlen oder durch ein viskoelastisches Fersenkissen, das in verschiedenen Größen erhältlich ist und in jeden Schuh eingepasst werden kann. Es fängt beim Gehen die hohen Belastungsspitzen für die Gelenke sehr wirkungsvoll ab.

Wie man einen Handstock richtig anwendet

- Einen Handstock gebrauchen, wenn die Arthrose in Hüfte oder Knie bereits weiter fortgeschritten ist. Richtig angewendet, vermag er das Gelenk um bis zu 40 Prozent zu entlasten. Richtig angewendet bedeutet: Der

Handstock muss auf der gesunden Körperseite benutzt werden (niemals auf der kranken!) und der Körpergröße so angepasst sein, dass der Griff bei leicht angewinkeltem Ellenbogen bis an das Handgelenk reicht.

Richtig sitzen und liegen

- Beim Sitzen sind tiefe, weiche Sessel ebenso zu meiden wie Stühle ohne Armlehne, weil das Aufstehen aus ihnen die Knie- und Hüftgelenke außerordentlich belastet. Falls diese bereits durch Arthrose schwer geschädigt sind, gibt es spezielle Hilfen, die das Aufstehen erleichtern: etwa den Katapultsitz, bei dem das Umlegen eines kleinen Hebels eine Feder auslöst, welche die Sitzfläche vom Stuhl weg nach oben drückt. Oder eine Sitzerhöhung aus Kunststoff, die auf jeden Toilettensitz passt und die qualvolle Hockstellung erspart.

Ständig angewendet, schadet eine Knierolle mehr, als sie nützt

- Zum Liegen muss das Bett zwar nicht unangenehm hart sein, aber die Matratze sollte eine gewisse Stabilität und Formbeständigkeit haben. Manche Menschen mit nicht mehr ganz gesunden Knie- und Hüftgelenken empfinden eine Erleichterung, wenn sie beim Liegen ein kleines Kissen unter die Kniekehle schieben. Es bewirkt eine leichte Beugestellung von Knie und Hüfte und lindert dadurch Schmerzen. Auf Dauer jedoch kann solch eine Knierolle eher schaden, wenn sich die Gelenke in dieser Stellung immer mehr versteifen.

Zwei Maßnahmen bei Knie- und Hüftgelenk-Arthrose

Zu Beginn einer Arthrose im Knie- oder Hüftgelenk und in deren weiterem Verlauf ohne Entzündung können vor allem zwei ebenso einfache wie wirkungsvolle Maßnahmen helfen:

Wie das Kniegelenk richtig »ausgependelt« wird

1. Die sogenannten Auspendelbewegungen. Sie entlasten das Gelenk und erweitern vorübergehend den Gelenkspalt, sodass der Knorpel von der Gelenkschmiere wieder

besser mit Nährstoffen versorgt und von Abfallstoffen befreit wird. Sie sollten mehrmals täglich ausgeführt werden, jeweils bis zu zehn Minuten lang.

Ist das Kniegelenk betroffen: Auf einen Tisch setzen (mit einem Kissen darunter), das Bein hängen und locker hin- und herpendeln lassen.

Ist das Hüftgelenk betroffen: Mit dem gesunden Bein auf einen Ziegelstein oder auf ein dickes Buch oder quer auf eine Treppenstufe stellen, sodass das andere Bein locker hin- und herschwingen kann. Dabei mit den Händen festhalten, um das Gleichgewicht zu bewahren, denn sonst ist man verkrampft.

2. Wärme, deren Nutzen ja bereits erklärt worden ist. Bei geringen Beschwerden genügt oftmals das Warmhalten des betroffenen Gelenks durch wollene Kniewärmer oder Angora-Unterwäsche. Zeitigt das nicht mehr die gewünschte Wirkung, sind andere Hausmittel wie Wärmflasche und Heizkissen angezeigt oder spezielle Wärmeträger.

Wärmebehandlung mit Angora-Unterwäsche und Kniewärmern, Wärmflasche, Heizkissen, Fango-Paraffin-Packungen

Anstelle der einst hochgeschätzten Heublumenpackungen werden heutzutage die leichter anzuwendenden, fertig vorbereiteten Wärmepackungen bevorzugt. Am gebräuchlichsten sind Fango-Paraffin-Gemische von erstaunlich guter Wirkung. Sie können mit über 50 Grad Wärme angelegt werden und halten diese Temperatur über 30 Minuten konstant.

Was bei einer aktivierten Arthrose zu tun ist

Ist es erst einmal zu einer Entzündung im Gelenk gekommen, muss diese aktivierte Arthrose durch einen Arzt behandelt werden. Er wird einige Tage Bettruhe verordnen und kühlende Auflagen, die etwa alle Viertelstunde zu erneuern sind – solange, bis der Patient die Kälteanwendungen nicht mehr als angenehm empfindet. Bis dahin aber sollte er sich gewissenhaft mit kaltem Moor oder mit Cryogel-Packungen oder notfalls mit zerkleinertem Eis aus dem Tiefkühlfach in einem Plastikbeutel behandeln und dabei stets einen wichtigen Grundsatz bedenken, um Schäden zu verhindern: Kälte niemals direkt auf die Haut, immer nur mit einem Tuch dazwischen.

Ist eine Arthrose einseitig – zum Beispiel nur in einem Knie- oder in einem Hüftgelenk – und führt sie immer wieder zu einer Entzündung, so kann dieses Gelenk entlastet werden, indem der Schuh am anderen Fuß etwas erhöht wird.

Orthopädische Schuhe mit modernster Technik angepasst

Orthopädieschuhe mit modernster Technik

An dieser Stelle ist eine kurze Erklärung zur Technik angebracht, mit der unser Orthopädieschuhtechniker wahre Meisterwerke vollbringt. Sie geht weit über das hinaus, was man sich geläufig unter der Arbeit eines herkömmlichen Schusters vorstellt. Das beginnt bereits mit dem Maßnehmen. Um Maßschuhe anzupassen, erfolgt als Erstes eine dynamische Druckverteilungsmessung, auch Pedographie genannt. Dazu wird in einen »Neutralschuh« eine elektronische Sensormesssohle eingelegt, bevor der Patient hinein schlüpft. Somit ist es möglich, mit einer speziellen Software die Druckverteilung unter der Fußsohle zu analysieren. Anhand dieser Messdaten fertigt der Computer eine zweidimensionale Abbildung der Fußsohle in Form einer fotografischen Darstellung an. Anschließend folgt noch ein Schaumabdruck des Fußes, der mit einem besonderen Gerät – einem 3D-Digitalisierer – dreidimensional erfasst und ebenfalls analysiert wird. Alle diese Daten zusammen werden dann ausgewertet, um anhand des Ergebnisses präzise Vorgaben zu erlangen, wie der optimal angepasste Schuh konstruiert werden muss.

Fußscan, Trittschaumabdruck, 3D-Digitalisierer

Ähnlich genau erfolgt die Anfertigung von Einlagen. Auch dazu wird eine elektronische Druckverteilungsmessung (Pedographie) vorgenommen, deren Messwerte durch einen speziellen Fußscan sowie einen Trittschaumabdruck ergänzt werden. Erst wenn schließlich die exakten Messwerte vorliegen, erfolgt die Herstellung der benötigten Einlage mit bislang kaum gekannter Präzision. Denn nur auf diese Weise ist gewährleistet, eine bestmögliche Entlastung des Fußes und somit auch die spürbare Linderung oder gänzliche Beseitigung von Belastungsschmerzen zu erreichen.

Das Beste für eine gesunde Bewegung: Unsere Gelenkschule

Bewegung ist das beste Gelenktraining

Das weiß wohl jeder: Gelenke, die rasten, die rosten auch. Ebenso sicher ist: Bewegung ist das beste Mittel, um die Gelenke möglichst funktionsfähig zu erhalten. Zu diesem Zweck haben wir eine Gelenkschule entwickelt, die sich bei unseren Patienten bestens bewährt hat. Um auch zu Hause gute Erfolge damit zu erreichen, müssen folgende Regeln beachtet werden:

- Regelmäßig trainieren. Am besten einmal täglich.
- Gleichmäßig üben. Die Bewegungen locker und harmonisch ablaufen lassen, möglichst ruhig atmen dabei.
- Nicht überfordern. Sofort aufhören, wenn Gelenke oder Muskeln schmerzen; diese beim nächsten Mal vorsichtiger belasten.
- Anleiten lassen. Wer bereits Gelenkschmerzen hat, der sollte seinen Arzt fragen, welche der Übungen für ihn am besten geeignet sind, um Schaden zu vermeiden.

Vorbereitende Übungen zum Lockern

Zunächst einige Minuten lang sich recken und strecken, tief einatmen und langsam wieder ausatmen. Anschließend die beiden Übungen im Liegen ausführen, die auf Seite 108 zur Vorbereitung auf die Rückenschule beschrieben sind. Dann erst mit den Gelenkübungen beginnen.

Gelenkschule für die Hände

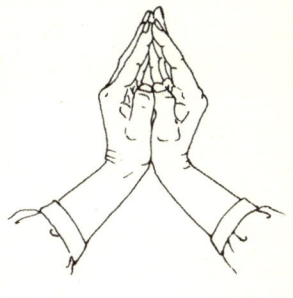

Die Handflächen aneinanderlegen; Fingerspitzen und Handunterkanten zusammenlassen, die Finger in den Grundgelenken beugen und die Daumen zwischen die Hände nehmen; zurück in die Ausgangsstellung. Drei- bis fünfmal wiederholen.

Vor der Brust die Handflächen aneinanderlegen; sie erst nach oben halten, dann nach vorn kippen lassen und wieder hochnehmen. Drei- bis fünfmal wiederholen.

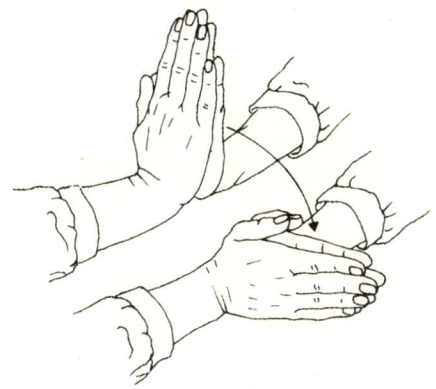

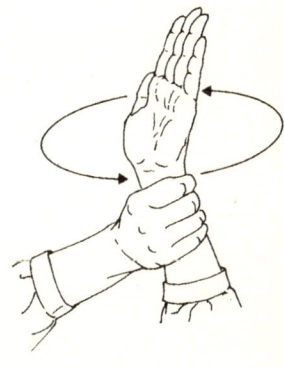

Mit der einen Hand um das andere Handgelenk fassen und diese Hand kreisen lassen. Dasselbe mit der anderen Hand ausführen. Jeweils drei- bis fünfmal wiederholen.

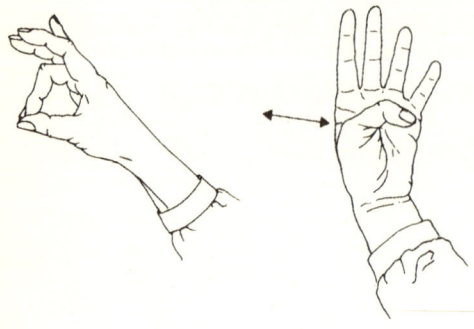

Mit den Fingerspitzen – der Reihe nach – die Daumenspitze berühren. An jeder Hand. Drei- bis fünfmal wiederholen (links).

Den Daumen möglichst weit über die Handfläche führen und wieder weit abspreizen. An jeder Hand. Drei- bis fünfmal wiederholen (rechts).

Gelenkschule für die Schultern

Dieselbe Ausgangsstellung für die nächsten drei Übungen – im »aktiven Sitz«, in dem der Druck der Fersen auf den Boden den Rücken aufrichtet — die Beine hüftbreit auseinander, der Kopf aufrecht.

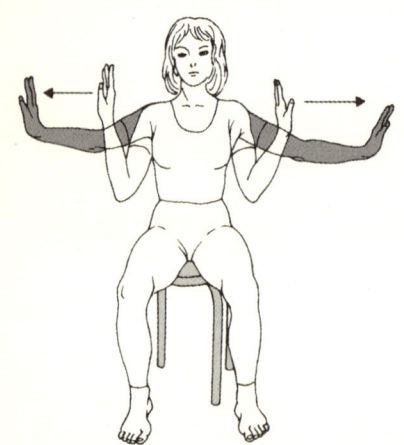

Die Arme seitlich hochheben, wobei die Hände senkrecht nach oben und die Handflächen nach außen gerichtet sind. Beide Arme gegen einen gedachten Widerstand gleichmäßig nach außen strecken und dabei die Schulterblätter nach unten ziehen. Diese Stellung einige Sekunden halten, dann loslassen. Dreimal wiederholen.

164

Die Hände locker auf die Schultern legen, sodass die Daumen nach unten-hinten zeigen und die Ellenbogen waagerecht nach außen gestellt sind (rechts). Erst beide Ellenbogen gleichmäßig gegen einen leichten Widerstand nach vorn ziehen; dann beide Arme seitlich strecken und gleichzeitig drehen, sodass die Daumen nach unten-hinten zeigen (unten). Dreimal wiederholen.

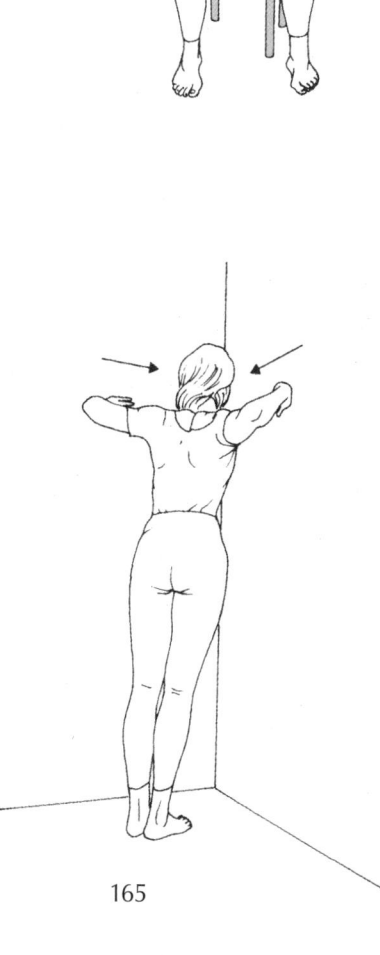

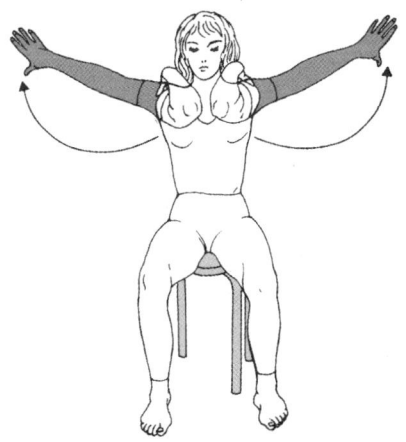

Schräg vor eine Zimmerecke stellen; die Hände in Schulterhöhe so an die Wand legen, dass die Fingerspitzen in die Ecke zeigen und 50–70 cm von ihr entfernt sind. Gegen die Wand drücken, Spannung halten und bis zehn zählen. Dreimal wiederholen.

165

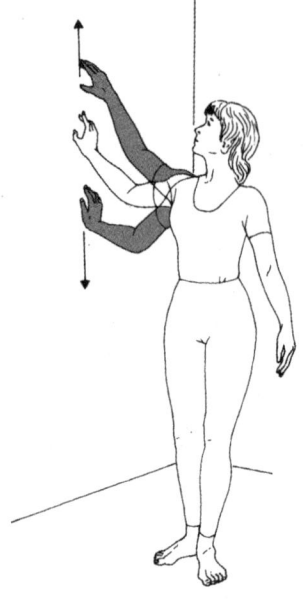

Seitlich so neben eine Wand stellen, dass sie vom leicht nach hinten gedrehten Arm erreicht wird. Die Wand mit einer Hand berühren und die Finger so weit wie möglich hinaufklettern lassen, oben kurz verharren und dann zurückklettern. Dieselbe Übung mit der anderen Hand ausführen. Jeweils dreimal wiederholen.

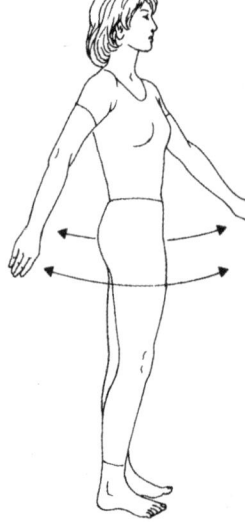

Aufrecht hinstellen. Beide Arme locker pendeln lassen – sowohl seitlich neben dem Körper als auch vor dem Körper hin und her; die Schultern dabei nicht hochziehen. Jeweils 20 Sekunden.

Gelenkschule für die Füße

Die Übungen erfolgen im Sitzen.

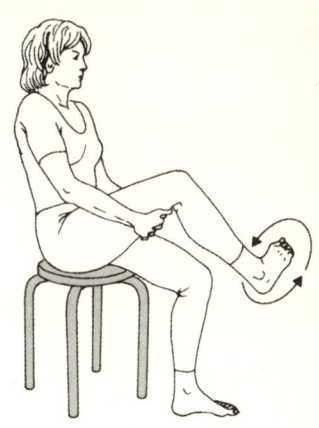

Mit beiden Händen ein Bein anheben und den Fuß kreisen lassen. Dasselbe mit dem anderen Bein und Fuß ausführen. Jeweils 20 Sekunden.

Von beiden Füßen zugleich die Zehen und Vorfüße anheben, sie in dieser Stellung einige Zeit halten (unten links). Dann die Füße abrollen und die Fersen anheben, sie einige Zeit so halten (unten Mitte). Erneut abrollen und die Füße auf den Boden stellen (unten rechts). Insgesamt dreimal wiederholen.

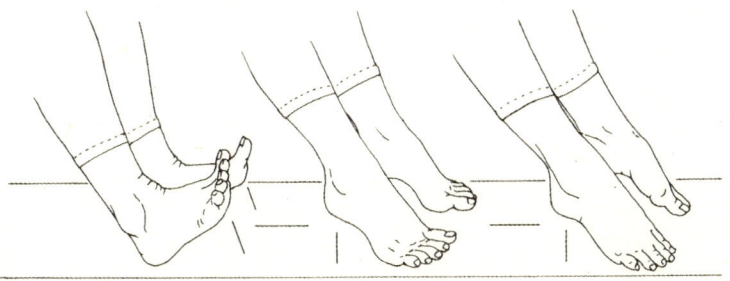

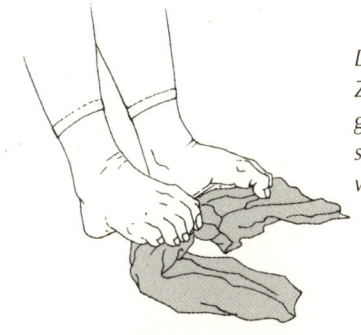

Die Beine strecken und die Zehen mehrmals so bewegen, als ob sie ein Tuch fassen würden. Jeweils sechsmal wiederholen.

167

Gelenkschule für die Hüfte

Rückenlage, die Beine angewinkelt auf den Boden stellen. Ein Knie zum Oberkörper heranziehen, die Zehen zeigen dabei nach oben; die Ferse nach vorn schieben, bis das Bein gestreckt ist; das Bein kurz so halten, dann den Unterschenkel fallen lassen und den Fuß neben den anderen stellen. Dieselbe Übung mit dem anderen Bein ausführen. Jeweils dreimal wiederholen.

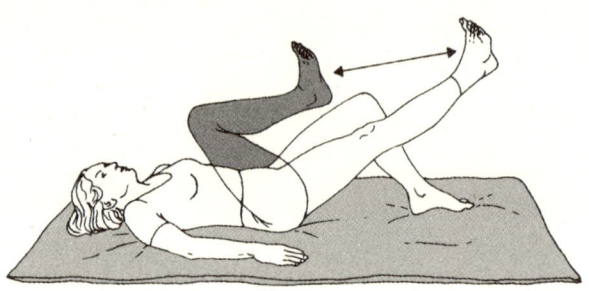

Rückenlage, Beine leicht angewinkelt und hüftbreit auseinander, ein Band als Fessel oberhalb der Knie um beide Beine binden. Die Beine gegen den Widerstand der Fessel spreizen, diese Spannung kurze Zeit halten und wieder lockern. Dreimal wiederholen.

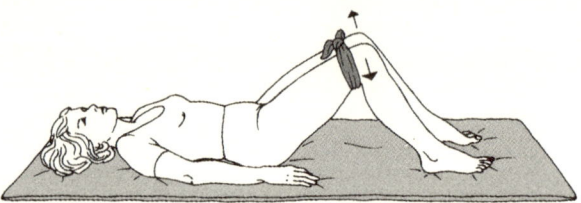

168

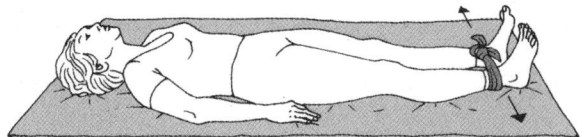

Rückenlage, Beine gestreckt und hüftbreit auseinander, das Band als Fessel nun oberhalb der Knöchel um beide Beine binden. Die Beine gegen den Widerstand der Fessel spreizen, diese Spannung kurze Zeit halten und wieder lockern. Dreimal wiederholen.

Seitlich auf eine Treppe stellen, sodass das obere Bein auf der Stufe steht und das untere frei hängt; am Geländer gut festhalten, um nicht aus dem Gleichgewicht zu geraten. Mit dem frei hängenden Bein nach vorn und nach hinten pendeln. Dieselbe Übung mit dem anderen Bein ausführen. Jeweils 20 Sekunden.

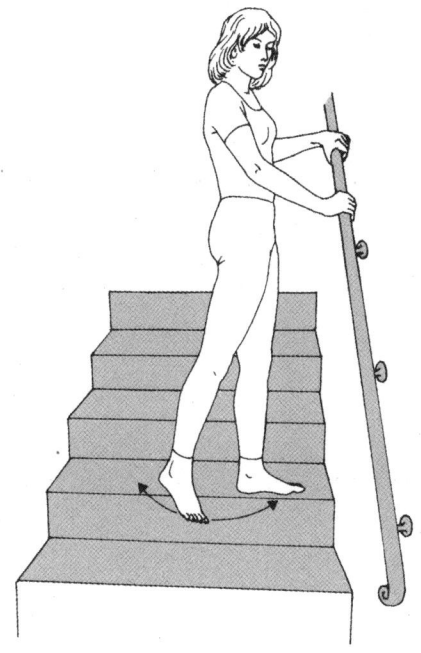

169

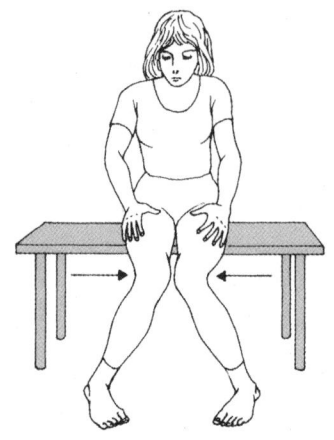

Hinsetzen, die Beine hüftbreit auseinander stellen (links). Erst beide Fersen abheben und auf den Vorfüßen so nach außen drehen, dass die Knie sich berühren; in dieser Stellung die Fersen auf den Boden drücken. Dann beide Fersen wieder abheben und auf den Vorfüßen so nach innen drehen, dass sie sich berühren (unten); in dieser Stellung die Fersen auf den Boden drücken. Dreimal wiederholen.

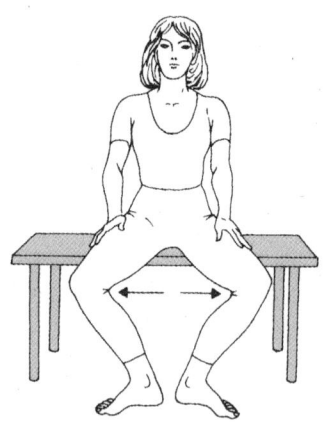

Gelenkschule für die Knie

Erhöht sitzen (z. B. auf einem Tisch mit nicht zu dicker Platte), sodass die gestreckten Füße nicht den Boden berühren und die Sitzfläche fast bis in die Kniekehlen reicht. Beide Beine 20 Sekunden locker pendeln lassen.

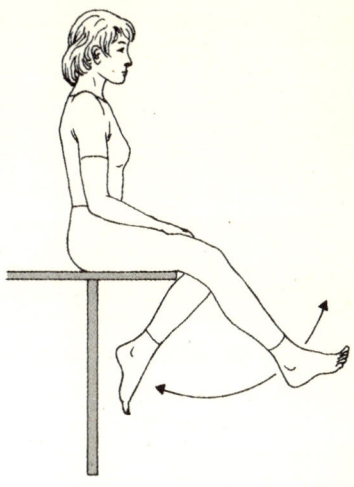

In Bauchlage die Stirn auf die verschränkten Arme legen. Die Beine abwechselnd beugen und die Ferse in Richtung Gesäß führen, ganz leicht und locker, anschließend wieder auf den Boden legen. 20 Sekunden.

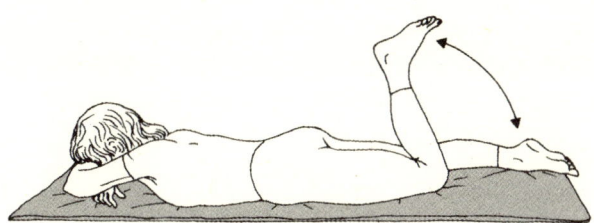

Stoffwechselbedingte Erkrankungen der Gelenke: Wenn bei Gicht »tausend Nadeln stechen«

Es gibt stoffwechsel-bedingte Störungen des Organismus, die sich auch auf Knochen und Gelenke aus-wirken

Knochen und Knorpel sind keine toten Gebilde, die einmal aufgebaut werden und danach unverändert bleiben. Sie werden von ihren Zellen ständig erneuert und gegebenenfalls angepasst. Die Baustoffe und die Energie dazu gewinnen diese aus der Nahrung. Knochen und Knorpel der Gelenke haben also einen eigenen Stoffwechsel und sind mit diesem am »fortwährenden Wechsel stofflicher Substanzen« (so eine Definition des Stoffwechsels) des gesamten Organismus beteiligt.

Das bedeutet allerdings auch: Störungen des Stoffwechsels können Gelenke in Mitleidenschaft ziehen und sie ebenfalls krank machen. Die Zuckerkrankheit (Diabetes mellitus) kann beispielsweise durch eine übermäßige Einlagerung von Kalzium in den Meniskusscheiben das Kniegelenk schädigen. Funktionsstörungen der Schilddrüse können den Stoffwechsel der Knochen beeinflussen. Eine Überfunktion (Hyperthyreose) steigert den Knochenumsatz, und das kann zu einer Osteoporose führen; eine Unterfunktion (Hypothyreose) der Schilddrüse hemmt eher die Zellen, die den Knochen ab- und aufbauen.

Frauen leiden weniger häufig an Gicht als Männer

Diese Auswirkungen von Stoffwechselstörungen sind vergleichsweise selten. Sehr viel häufiger macht eine andere Störung die Gelenke krank, und das ist die Gicht. Zum besseren Verständnis eine Information vorab: Gicht ist eine Stoffwechselkrankheit, bei der vom Körper nicht genügend Harnsäure ausgeschieden wird; deren Kristalle können sich in und um Gelenke ablagern, diese entzünden und zerstören.

172

Die Ursachen: Zu viel Fleisch, zu viel Harnsäure

Gicht ist eine Volkskrankheit und als solche vor allem ein Leiden der Männer. Etwa acht Prozent aller männlichen Bundesbürger im Alter über 20 Jahre haben zu viel Harnsäure im Blut. Diese Zahl ist etwa doppelt so hoch wie die der Diabetiker mit einem krankhaft erhöhten Blutzuckerspiegel. Längst nicht alle dieser Männer werden deswegen erkranken, jeder vierte von ihnen jedoch muss mit Gichtanfällen rechnen.

Frauen verdanken es vor allem ihren Geschlechtshormonen, dass sie weitgehend von der Gicht verschont bleiben. Östrogen vermehrt die Ausscheidung von Harnsäure beträchtlich. Nach den Wechseljahren allerdings entfällt dieser natürliche Schutzfaktor, und tatsächlich steigt die Harnsäure an, wenn die Östrogene weniger werden. Dennoch ist nur jeder zehnte Patient mit Gicht eine Frau.

Gicht ist eine Wohlstandskrankheit

Je besser es den Bundesbürgern geht, desto mehr Fleisch wird verzehrt – und desto mehr Gicht-Patienten gibt es. Zwischen beiden Zahlen besteht nämlich ein ursächlicher Zusammenhang. Jedes Nahrungsmittel enthält Zellen samt Zellkernen. Werden diese im Körper des Menschen verstoffwechselt, entstehen aus ihnen unter anderem die sogenannten Purine – aus Innereien und aus Fleisch besonders viele. Ein Teil der Purine wird vom Organismus zum Aufbau von eigenen Zellen gebraucht, der Rest wird zu Harnsäure abgebaut und größtenteils über die Nieren, ein kleiner Teil auch über den Darm ausgeschieden.

Mit einer ausgewogen Mischkost werden täglich so viele Purine aufgenommen, dass 300 bis 600 Milligramm Harnsäure anfallen. Zusätzlich produziert der Organismus selbst, insbesondere die Leber, noch 300 bis 400 Milligramm davon. Alles in allem ist im Körper eines gesunden Erwachsenen etwa ein Gramm Harnsäure enthalten. Das

Zu viel Fleisch, Wurst und Alkohol erhöhen den Harnsäurespiegel und steigern das Risiko, an Gicht zu erkranken

entspricht einer Konzentration von weniger als 6,5 Milligramm in 1/10 Liter Blut (6,5 mg/100 ml).

Werden viele tierische Nahrungsmittel verzehrt, vor allem Braten, Steaks, Wurst, entsteht zwangsläufig mehr Harnsäure im Körper. Wird dazu reichlich Alkohol getrunken, hemmt dieser die Ausscheidung der Harnsäure über die Nieren. Wer lange genug solch ein Wohlleben führt, der bekommt nicht nur Übergewicht, sondern steigert auch den Harnsäuregehalt.

Erreicht dieser schließlich Werte über 6,5 mg/100 ml, beginnt das Stadium der »Hyperurikämie«. Das allein macht noch keine Schmerzen und Beschwerden. Die meisten Betroffenen bleiben auch ihr Leben lang davon verschont. Je länger jedoch diese Hyperurikämie andauert und je höher der Harnsäuregehalt ansteigt, desto wahrscheinlicher wird eine Erkrankung an Gicht.

Auslöser von Gicht-Erkrankungen

Harnsäure ist nämlich schlecht löslich in biologischen Flüssigkeiten. Ist zu viel von ihr im Blut enthalten, kann sie in Form von nadelförmigen Kristallen ausfallen und sich in verschiedenen Geweben ablagern – bevorzugt in Gelenken. So entsteht eine Gelenkentzündung, die im Volksmund »Zipperlein« heißt und die in der Medizin als »Gicht-Arthritis« oder »Arthritis urica« bezeichnet wird.

Auch Stress, Erschöpfung und bestimmte Medikamente lassen mehr Harnsäure entstehen

Auslöser können verschiedene Faktoren sein; am häufigsten ein zu üppiges Mahl und zu viel Alkohol, aber auch Stress und Erschöpfung oder sogar gewisse Medikamente. Sie lassen so viel Harnsäure entstehen, dass Kristalle aus dem Blut ausfallen. Ist erst einer entstanden, folgen rasend schnell viele andere. Sie lagern sich im oder nahe am Gelenk ab, reizen als Fremdkörper das Gewebe dort und lösen in ihm eine Entzündung aus.

Der Anfall beginnt ganz plötzlich mit heftigen Schmerzen, die buchstäblich »wie tausend Nadeln« im Gelenk stechen. Es ist geschwollen, heiß, gerötet; jede Bewegung und bloße Berührung tun entsetzlich weh. Wird ein Arzt gerufen, verordnet er zumeist den Wirkstoff Indometacin oder ein anderes sogenanntes nichtsteroidales Antirheumatikum (diese Arzneimittel heißen so, weil sie kein Kortison enthalten) als entzündungshemmende Medikamente. Die Schmerzen vergehen daraufhin, das Gelenk lässt sich wieder ungehindert bewegen.

Gicht wird oft als Rheuma verkannt

Warum Gicht zumeist als »Podagra« im Grundgelenk einer großen Zehe beginnt, ist bis heute nicht geklärt. Von Anfang an betroffen sein können allerdings auch die Gelenke von Knie, Schulter und Ellenbogen. Weil das selbst manche Ärzte nicht bedenken, wird mitunter Gicht in diesen Gelenken als Rheuma verkannt und dementsprechend falsch behandelt. Gesichert dagegen ist, dass die Anfälle sich wiederholen können und dass Gicht chronisch werden kann. Nach anfangs längeren, immer kürzer werdenden Pausen ohne Beschwerden wird das Gelenk immer wieder entzündet, und weitere Gelenke werden davon erfasst.

Gicht nimmt meist im Grundgelenk einer großen Zehe ihren Anfang

Die wiederholten Entzündungen durch die Kristalle heilen nicht folgenlos aus. Je öfter sie auftreten, desto größer wird der Schaden im Gelenk. Der Knorpel wird zerstört, der Gelenkspalt verschmälert sich, an den Rändern bilden sich knöcherne Zacken (Osteophyten). Es entsteht eine Arthrose, die mit der Versteifung und Verkrüppelung des Gelenks enden kann.

Die Therapie: Diät und Medikamente

Solche Auswirkungen sind glücklicherweise seltener geworden, wenngleich die Gicht als solche häufiger geworden ist. Denn die Stoffwechselstörung lässt sich in den meisten Fällen gut behandeln. Weil zu viel Harnsäure die Ursache der Gicht ist, zielt die Therapie darauf ab, deren

Wert in einen »sicheren normalen Bereich« zu senken – auf unter 7,8 mg/dl bei Männern und unter 6,5 mg/dl bei Frauen. Wird dieser erreicht und auch gehalten, bleiben nicht nur die schmerzhaften Anfälle aus, sogar Schäden am Gelenk können – zumindest teilweise – rückgängig gemacht werden. Das ist durchaus möglich mit einer Kombination aus Diät und Medikamenten, die auch im Schwarzwald MedicalResort Obertal angewendet wird.

Eine Null- oder Steakdiät lässt den Harnsäurespiegel sprunghaft ansteigen

Keine Blitzdiäten, kein Fleisch

Unsere Diät gegen Gicht hat zwei Aufgaben. Die eine: So wenig Purine wie möglich dem Körper zuführen, damit auch weniger Harnsäure in ihm entsteht – darüber am Ende dieses Kapitels noch viel mehr. Die andere: Übergewicht abbauen, das sich bei den meisten Patienten als allzu deutlich sichtbare Folge ihrer Lust am Essen und Trinken angesammelt hat. Eine ärztliche Faustregel besagt, dass eine Gewichtsabnahme von sieben bis neun Kilogramm zu einem Absinken des Harnsäurespiegels um 2 mg/100 ml führt. Das allein genügt in den meisten Fällen noch nicht, erspart jedoch Medikamente.

Vor radikalen Fastenkuren wird gewarnt: Nulldiät ganz ohne Nahrung und vor allem »Steakdiäten« mit reichlich Fleisch lassen den Harnsäuregehalt des Blutes hochschnellen und provozieren geradezu neue Gichtanfälle samt Gelenkentzündungen. Allmähliches, beständiges Abnehmen bei einer Reduktionsdiät mit 800 Kalorien pro Tag erreicht ohne diese Komplikationen denselben Erfolg, und beim ärztlich überwachten Heilfasten steigt der Harnsäurespiegel anfangs an, sinkt danach jedoch ab. Obgleich Gicht so gut behandelt werden kann, profitieren längst nicht alle Patienten davon. Vor allem deshalb nicht, weil die von ihr verursachten Gelenkentzündungen – wie bereits beschrieben – als Rheuma verkannt und falsch behandelt werden, zwangsläufig ohne Erfolg.

Die Krankengeschichte von Herrn H.

Das bestätigt der Fall von Herrn H., 57 Jahre alt, Verleger von Bodenbelägen mit eigener Firma. Der Mann hatte seit Jahren wiederholt heftige Schmerzen in beiden Kniegelenken. Jedesmal bekam er dagegen ein Antiphlogistikum verordnet, mit dem Patienten mit chronischer Polyarthritis behandelt werden. Seine Kniegelenke wurden sogar punktiert, weil sich in ihnen ein Erguss gebildet hatte. Niemals jedoch wurde der Harnsäurespiegel bestimmt. Die Schmerzen in den Kniegelenken traten in immer kürzeren Abständen mit immer größerer Heftigkeit auf. Herr H. konnte nicht länger als Bodenverleger arbeiten und überlegte bereits, sein Geschäft zu verkaufen.

Diagnose: Arthrose in beiden Kniegelenken, erhöhter Harnsäurespiegel, Übergewicht

Im Schwarzwald MedicalResort Obertal erbrachte die genaue Untersuchung drei Befunde, die in diesem Zusammenhang von besonderer Bedeutung waren. Erstens: Arthrose in beiden Kniegelenken, offensichtlich eine Folge der Arbeit, bei der insbesondere diese Gelenke überbelastet worden sind; an den aufgerauten Flächen des Knorpels leichter Ausfall von Harnsäurekristallen. Zweitens: Ein Harnsäurespiegel von 10,5 mg/dl. Drittens: Ein Körpergewicht von 93 Kilogramm bei einer Körpergröße von 180 Zentimetern, also 13 Kilo zu viel.

Die Therapie

Entsprechend dieser Diagnose wurde die Therapie festgelegt. Sie umfasste verschiedene Medikamente, damit weniger Harnsäure im Körper gebildet wird bzw. mehr Harnsäure über die Nieren ausgeschieden werden konnte, sowie eine Diät, die kaum Purine und nur 800 Kalorien pro Tag enthielt, um weniger Harnsäure entstehen zu lassen und um das Übergewicht zu reduzieren. Diese Behandlung erbrachte die beabsichtigte Wirkung.

Als Herr H. nach drei Wochen das Schwarzwald MedicalResort Obertal verließ, hatte sein Harnsäurespiegel bereits gesunde 7,2 mg/dl erreicht und sein Übergewicht war um sechs Kilogramm geringer geworden.

Die Selbsthilfe: Viel trinken, richtig essen

Damit sind die Maßnahmen gegen Gicht nicht abgeschlossen. Wer einmal daran erkrankt gewesen ist, der sollte sein künftiges Leben so gestalten, dass die Harnsäure nicht wieder auf zu hohe Werte steigt. Dieser Vorsatz ist – zumindest theoretisch – einfach in die Tat umzusetzen. Er umfasst im wesentlichen zwei Grundsätze.

Täglich mindestens zwei Liter Flüssigkeit trinken – jedoch keinen Alkohol

1. Reichlich trinken

Mindestens zwei Liter Flüssigkeit pro Tag, um die Nieren zur besseren Ausscheidung von Harnsäure anzuregen. Geeignet dafür sind Wasser und Mineralwasser, Frucht- und Gemüsesäfte, Obstsäfte und Schorle daraus, Kaffee und Kakao, schwarzer Tee sowie Früchte- und Kräutertee, Trinkmolke, Buttermilch, Milchmixgetränke.

Gewarnt wird vor Alkohol, weil dieser die Ausscheidung von Harnsäure hemmt. Verboten sind in der Regel alle hochprozentigen Getränke und Rotwein; sie können den sogenannten pH-Wert des Blutes derart verändern, dass Harnsäure noch weniger löslich wird und deshalb bereits bei gering erhöhter Konzentration ihre Kristalle ausfallen. Ausnahmsweise erlaubt sind ein Glas Weißwein oder ein kleines Glas Bier zum Essen – nicht mehr! Beim Bier wirkt nämlich nicht nur der Alkohol; es enthält darüber hinaus eine ganze Menge Purine, die gut vom Körper aufgenommen werden und mehr Harnsäure entstehen lassen.

Nicht mehr als 100 bis 150 Gramm Fleisch pro Tag verzehren

2. Purinarm essen

Vor allem der Verzehr von Fleisch muss eingeschränkt werden: 100 bis 150 Gramm pro Tag genügen vollauf. Damit die Portion größer aussieht, kann das Fleisch geschnetzelt oder in kleine Streifen zerschnitten und dann mit Gemüsestreifen aufgefüllt werden. Innereien wie Bries, Leber, Nieren und kleine Meeresfische wie Sardellen und Sprotten sind ihres hohen Puringehaltes wegen strikt verboten. Sehr gut ist es außerdem, pro Woche zwei vollkommen fleischfreie Tage einzulegen.

Als Lieferanten für tierisches Eiweiß sind Milchprodukte von Joghurt bis Käse geeignet sowie ein Fischgericht und zwei bis vier Eier pro Woche gestattet. Die Hauptmahlzeiten sollten grundsätzlich mehr kohlenhydratbetont sein. Das bedeutet: Fleisch, Fisch, Ei werden zu Beilagen, Gemüse und Kartoffeln, Nudeln und Reis zum wesentlichen Bestandteil des Gerichts.

Selbst dabei sind Fehler möglich: Ansonsten so gesunde Nahrungsmittel wie Vollkornbrot und Sojabohnen sowie manche Gemüse wie Spinat und Spargel enthalten reichlich Purine. Ein weiteres Beispiel: Unter den Fleischextrakten gibt es naturbelassene Produkte mit sehr viel Purinen sowie andere, in denen diese kaum enthalten sind.

Pauschale Empfehlungen über geeignete und nicht geeignete Arten von Nahrungsmitteln sind also nicht möglich, die Unterschiede im Puringehalt können beträchtlich sein.

Orientierungshilfen zur richtigen Ernährung bei Gicht

Wenn schon Fisch, dann bevorzugt Kabeljau und Forelle und nicht purinreiche Sorten wie Hering, Anchovis oder Ölsardinen. Wenn Gemüse und Salate, dann die purinarmen Sorten wie Kopfsalat, Endiviensalat, Rosenkohl, Blumenkohl und Kartoffeln, dagegen weniger Feldsalat, Spargel oder Spinat. Bei Obst gibt es keine Einschränkungen.

Bei Fisch, Fleisch, Gemüse und Salat gibt es Unterschiede im Puringehalt

Wenn schon Fleisch, dann eher Huhn als Rind oder Schwein und keinerlei Innereien. Keine Purine sind enthalten in Reis und in Milch, Käse, Quark (zudem sind Milchprodukte die besten Lieferanten von Kalzium), ebenfalls nicht in Kaffee und Tee.

*Bei Esssünden
rechtzeitig ein
Medikament
einnehmen*

Zugegeben: Es ist bereits im Alltag nicht leicht, eine Diät nach diesen Grundsätzen konsequent durchzuhalten; viel schwerer noch ist das an Fest- und Feiertagen. Ärzte haben deshalb auch vollstes Verständnis dafür, falls einer ihrer Patienten hin und wieder schwach wird und etwa Austern schlürft oder sich den Gänsebraten schmecken lässt. Solche Ernährungsfehler können ohne weitere Folgen für den Harnsäurespiegel und für die Gelenke ausgeglichen werden, indem rechtzeitig das richtige Medikament eingenommen wird. Allerdings sollte das die Ausnahme bleiben und nicht zur Gewohnheit werden.

4 Die schwachen Knochen

Hier geht es um ein Thema, das vor allem Frauen inter-
essiert – um Osteoporose. Von diesem Knochenschwund
ist etwa jede dritte Frau nach der Menopause bedroht,
aber nur rund jeder zehnte Mann im Alter. Nichtsdesto-
trotz sollten Frauen wie Männer darauf achten, rechtzeitig etwas gegen die fortschreitende Knochenentkalkung zu unternehmen. Denn diese im Alter häufigste
Knochenerkrankung kann nicht nur sehr unangenehm
und schmerzhaft werden, sondern sogar lebensbedroh-
liche Auswirkungen haben. Im Folgenden erfahren Sie,
was Osteoporose eigentlich ist und wie man ihr begeg-
nen kann. Vor allem mit der Osteo-Stabil-Therapie am
Schwarzwald MedicalResort Obertal.

Im Alter zwischen 20 und 35 Jahren besteht beim Menschen die größte Knochen-dichte, ab 40 nimmt sie nach und nach ab

Was die Knochen schwach macht: Osteoporose

Bei jedem Menschen verändern sich die Knochen im Laufe
seines Lebens. In jungen Jahren wachsen sie und werden
auch härter, bis am Ende der Pubertät das Skelett seine end-
gültige Form erreicht hat (ausführlicher ist das in Kapitel 1
beschrieben). Im Alter zwischen 20 und 35 Jahren besteht
die größte Knochendichte, durch Einlagerung von Kalzium
sind die Knochen am härtesten und am meisten belastbar.
Ab dem 40. Lebensjahr beginnen altersbedingte Veränderungen am Skelett. Von nun an wird mehr Knochenmasse
ab- als aufgebaut. In jedem Jahr gehen 0,5 bis 1,5 Prozent

Ab 40 gehen jährlich etwa 0,5 bis 1,5 Prozent Knochensubstanz verloren

181

an Substanz verloren. Rein rechnerisch ergibt das einen Verlust von etwa einem Drittel der ursprünglichen Knochenmasse zwischen dem 40. und 70. Lebensjahr.

Für die meisten Menschen bleibt das ohne schwerwiegende Folgen. Mit 80 bewegen sie sich weniger, und der schwächere Knochen erträgt die geringere Belastung. Andere jedoch werden krank davon. Bei ihnen geht schneller mehr Knochenmasse verloren, und das bedeutet ein erhöhtes Risiko. Derart veränderte Knochen behalten zwar anfangs ihre äußere Form, aber ihre innere Struktur wird derart morsch und wabenartig spröde, dass sie bereits bei geringer Belastung brechen können. Häufigste Folgen dessen sind Wirbelkörperfrakturen und Oberschenkelhalsbrüche.

Osteoporose – eine Begriffserklärung

Osteoporose wird dieses Geschehen genannt. Genauer haben es deutsche Experten im sogenannten Consensus-Papier von Bad Pyrmont definiert: »Osteoporose ist eine Krankheit, die durch Verlust von Knochenmasse, -struktur und -funktion charakterisiert ist. Sie prädisponiert zu Frakturen und Skelettverformungen mit den Folgen chronischer Schmerzen und Bewegungseinschränkungen. Im Verlauf der Krankheit treten überwiegend Wirbelkörper- und/oder Extremitätenfrakturen auf.«

Es gibt mehrere Ursachen und Formen der Osteoporose

Es gibt verschiedene Ursachen und deshalb auch mehrere Formen der Osteoporose. Die einen entstehen als Folge von Erbleiden, Stoffwechselstörungen oder Nebenwirkungen gewisser Medikamente, vor allem bei langjähriger Behandlung mit Kortisonpräparaten. Sie sind vergleichsweise selten. Wesentlich häufiger sind Inaktivitäts-Osteoporose, zu der es durch Bewegungsmangel kommt, und vor allem die Osteoporose, die mit dem Altern entsteht. Bei ihr ist eine Ursache nicht derart eindeutig nachweisbar, und sie wird deshalb auch als »idiopathisch« bezeichnet – womit

»ohne erkennbare Ursache entstanden« gemeint ist. Das heißt natürlich nicht, dass über die Entstehung dieser häufigsten aller Knochenkrankheiten überhaupt nichts bekannt ist.

Osteoporose bei Frauen und bei Männern

Tatsache ist, dass etwa 90 Prozent aller Patienten Frauen sind. Einer der wichtigsten Gründe dafür ist ein Mangel an Geschlechtshormonen. Während der Wechseljahre (Klimakterium) stellen die Eierstöcke ihre Funktion ein und produzieren von nun an weniger Östrogen. Infolgedessen wird weniger Kalzium im Darm aufgenommen sowie mehr Kalzium aus den Knochen ausgelagert und mit dem Harn ausgeschieden. Das führt dazu, dass mehr Knochenmasse schneller abgebaut wird als in jüngeren Jahren.

Völlig ungeklärt ist noch, warum manche Frauen sehr viel stärker davon betroffen sind als andere. Bei ihnen kommt es in einem begrenzten Zeitraum von etwa fünf Jahren zu einem Verlust von zehn Prozent und mehr Knochenmasse pro Jahr. Etwa jede dritte Frau in Deutschland ist nach den Wechseljahren von dieser »postmenopausalen« Osteoporose betroffen, Sie hat deshalb derart schwache Knochen, dass diese bereits bei geringer Belastung brechen können.

Ungefähr jede dritte Frau in Deutschland leidet nach der Menopause an Osteoporose

Männer haben von Natur aus einen gewissen Schutz gegen diesen Knochenschwund. Zum einen haben sie stärkere Knochen als Frauen, weil darin etwa 50 Prozent mehr Kalzium eingelagert sind. Zum anderen erleben sie keine Wechseljahre. Ihr Geschlechtshormon Testosteron wird bis ins hohe Alter produziert. Sein Spiegel nimmt nur langsam ab, was verhindert, dass allzu viel Knochenmasse abgebaut wird. Dass dennoch der männliche Anteil an den Patienten mit Osteoporose allmählich größer wird, hat andere Gründe. Vor allem eine falsche Ernährung und zu wenig Bewegung lassen bei ihnen in jungen Jahren weniger Knochenmasse entstehen, sodass diese im Alter schneller soweit abgebaut wird, dass eine sogenannte »senile Osteoporose« entsteht.

Mit Östrogenmangel allein ist auch die Osteoporose bei Frauen nicht zu erklären. Schließlich kommen alle Frauen in die Wechseljahre, und zwei Drittel bekommen keinen Knochenschwund. Die Gründe dafür sind zwar noch nicht gänzlich bekannt. Es gibt aber eine Reihe von Risikofaktoren, die den Knochen zusätzlich schaden und die Osteoporose begünstigen.

Risikofaktor: Falsche Ernährung

Mit der Knochendichte, die bis 35 Jahren aufgebaut wurde, muss der Mensch für den Rest des Lebens auskommen

Vor allem fehlt Kalzium, das reichlich in Milch und Milchprodukten enthalten ist. Mangelt es in Kindheit und Jugend daran, kann der Knochen nicht stabil genug aufgebaut werden. Das lässt sich später nicht wieder gutmachen, denn mit der Knochenstabilität, die bis zum 35. Lebensjahr erreicht ist, muss der Mensch bis ins hohe Alter leben. Je geringer diese ist, desto wahrscheinlicher wird er an Osteoporose erkranken.

In diese Gefahr begeben sich noch immer viele Mädchen und junge Frauen, wie die Deutsche Gesellschaft für Ernährung nachgewiesen hat. Sie nehmen täglich im Durchschnitt nur zwischen 700 und 800 Milligramm Kalzium zu sich anstatt mindestens 1.000 bis 1.200 Milligramm, die für einen optimalen Aufbau der Knochen erforderlich wären. Dieses Defizit mag zwar gering erscheinen, aber es summiert sich im Laufe der Jahre auf sehr bedenkliche Werte.

Vergrößert wird es noch durch einen weiteren, sehr verbreiteten Ernährungsfehler. Junge Frauen erhalten zu viel Phosphor, weil sie reichlich Fleisch essen und Colagetränke trinken. Dieses Übermaß führt dazu, dass mehr Kalzium ausgeschieden wird, als ihnen guttut.

Risikofaktor: Bewegungsmangel

Wer bei der Arbeit und auch in der Freizeit überwiegend sitzt, der ist im Alter anfälliger für Osteoporose, weil weniger härtende Mineralstoffe in die Knochen eingebaut und mehr ausgelagert werden. Extrem ist das bei Menschen, die auf Wochen und Monate ans Krankenbett gefesselt sind. Von ihnen erleidet jeder einen Knochenschwund, falls nicht regelmäßig isometrische Übungen durchgeführt werden. Wie jedes andere Training kräftigen diese nicht allein die Muskulatur, sondern stärken auch die Knochen, die bewegt werden. Diese passen sich durch die vermehrte Einlagerung von Kalzium der verstärkten Beanspruchung an.

Länger bettlägerige Menschen sollten isometrische Übungen machen, um einem Knochenschwund entgegen zu wirken

Risikofaktor: Familiäre Belastung

Es gibt offensichtlich eine erbliche Veranlagung zu dünneren Knochen. Sind bereits Becken- und Wirbelbrüche bei Großeltern, Eltern oder Geschwistern aufgetreten, besteht ein etwas erhöhtes Risiko für eine Osteoporose.

Risikofaktor: Sehr schlanke Figur, sehr helle Haut

Aus Erfahrung ist bekannt, dass kleine, grazile Frauen von Osteoporose mehr bedroht sind als mollige. Ihnen fehlt nämlich das Fettgewebe, das auch nach den Wechseljahren noch etwas Östrogen freisetzt und dadurch dem Abbau von Knochenmasse entgegenwirkt. Sehr helle Haut, die zart und durchscheinend ist, gilt als Hinweis auf diesen grazilen Knochenbau.

Durch das Fehlen von Fettgewebe, das auch nach der Menopause noch etwas Östrogen freisetzt, laufen sehr schlanke Frauen eher Gefahr, an Osteoporose zu erkranken

Risikofaktor: Missbrauch von Alkohol und Nikotin

Verschiedene Studien konnten nachweisen, dass ein Übermaß von diesen Genussmitteln den Verlust von Knochenmasse zusätzlich vorantreibt und somit ein erhöhtes Osteoporoserisiko darstellt.

Risikofaktoren: Verzögerte Pubertät und vorzeitiger Beginn der Wechseljahre

Diese Faktoren bedingen einen relativen Mangel an Östrogen und stellen deshalb ein weiteres Osteoporoserisiko dar.

Verlauf einer Osteoporose nach der Menopause

Von einer Osteoporose ist das Skelett nicht gleichmäßig betroffen. Als Erste werden die Knochen mit einem schwammartigen Aufbau aus vielen Bälkchen (Trabekel) in Mitleidenschaft gezogen. Das sind vor allem die Wirbelkörper der Wirbelsäule. Erst Jahre später trifft das gleiche auf die kompakten Röhrenknochen der Gliedmaßen zu, insbesondere auf die der Oberschenkel. Der Verlauf einer Osteoporose nach den Wechseljahren lässt sich in drei Stadien gliedern.

Wenn die Knochen schwächer werden: die Osteopenie

Zuerst werden die Wirbelkörper der Wirbelsäule angegriffen

Die Entkalkung der Knochen beginnt, ohne dass sich Beschwerden einstellen. Häufig ist es bei Frauen nach der Menopause, wenn der Östrogenspiegel absinkt, dass die Knochenmasse zuerst unbemerkt abnimmt. Dieses Vorstadium der Osteoporose heißt Osteopenie. Gerade aber das Symptomlose ist das Heimtückische. Denn wer schon in diesem frühen Stadium etwas gegen die fortschreitende Knochenentkalkung unternimmt, hat gute Chancen, eine gravierende Osteoporose ganz zu verhindern. Dies kann über eine entsprechend kalziumreiche Ernährung und regelmäßige Bewegung erreicht werden. Da jedoch mit der Nahrung häufig nicht die erforderliche Tagesmenge von 1.000 bis 1.200 Milligramm Kalzium aufgenommen werden, sollte Kalzium zusätzlich mit Minerell® Plus (rezeptfrei in der Apotheke) zugeführt werden.

Wichtig ist bei der Bewegung, dass es die richtige ist. Kalzium wird ohne die Unterstützung durch die Muskeln nicht in die Knochen eingelagert. Da kann man noch so viel Kalzium zu sich nehmen – ohne Muskelarbeit gelangt es nicht in die Knochen. Und dann kommt es noch darauf an, welche Bewegungen die Muskeln ausführen, damit der notwendige Reiz auf die Knochen ausgelöst wird, der den Einbau des Kalziums in Gang setzt. Optimal zur Behandlung einer Osteopoenie sind alle antizyklischen Sportarten. Das heißt: Bewegungen, die mit einem häufigen Wechsel der Richtung und der Geschwindigkeit verbunden sind. Am Schwarzwald MedicalResort Obertal wenden wir deshalb zur Behandlung von Osteopenie ein speziell darauf abgestimmtes Bewegungsprogramm an, das einen optimalen Einbau des Kalziums in die Knochen gewährleistet.

Noch ein besonderer Tipp: Um eine Osteopenie und damit eine beginnende Knochenentkalkung rechtzeitig zu erkennen, raten wir allen unseren Patienten ab dem 45. Lebensjahr einmal jährlich eine DXA-Knochendichtemessung bei uns vornehmen zu lassen.

Fortschreitende Knochenentkalkung: die Osteoporose

Chronische Rückenschmerzen, beginnende Bildung eines Rundrückens, Größenabnahme um einige Zentimeter. Der charakteristische Osteoporose-Dauerschmerz ist weniger durch Veränderungen der Wirbelkörper bedingt, die in diesem Stadium zu Keilwirbeln verformt sein können. Er ist vielmehr eher ein Muskelschmerz.

Ständige Rückenschmerzen, Bildung eines Rundrückens, Größenabnahme

Verändert sich die Wirbelsäule bei der Osteoporose, versucht deren Muskulatur die aufrechte Haltung des Menschen zu bewahren. Sie übernimmt sogar einen Teil der Haltearbeit von den knöchernen Wirbelkörpern und damit eine enorme Mehrarbeit, die zu Verspannungen und zu Schmerzen führt. Diese Schmerzen beginnen morgens nach dem Aufrichten, werden stärker bei Belastung durch Sitzen, Gehen, Stehen und lassen im Liegen wieder nach.

Brüchige Knochen: Osteoporose im Spätstadium

Diese Spätphase der Osteoporose ist etwa im Alter von 75 Jahren erreicht. Dazwischen liegen Jahre, in denen zum chronischen Rückenschmerz des Öfteren ein akuter, scharfer Schmerz kommt, dessen Stelle gut bestimmt werden kann. Das ist ein Knochenschmerz, der jedes Mal dann entsteht, wenn ein Wirbelkörper unter der Belastung durch das Körpergewicht einbricht. Er kann als »Hexenschuss« verkannt werden, zumal der Knochenschmerz auch ohne Behandlung nach wenigen Wochen wieder von selbst vergeht.

Der Einbruch eines Wirbelkörpers wird manchmal als Hexenschuss verkannt

Die Patienten haben verständlicherweise große Angst, durch solch einen Wirbelbruch eine Querschnittslähmung zu erleiden. Diese Sorge ist glücklicherweise fast immer unbegründet. Die Öffnungen, durch welche die Nerven vom Rückenmark austreten, bleiben meistens erhalten, und auch die Nerven werden nur selten gequetscht oder sonstwie geschädigt.

»Witwenbuckel« und Oberschenkelhalsbruch

Sind mehrere Wirbelkörper gebrochen, kommt es zu typischen, sichtbaren Veränderungen im Körperbau. Die Wirbelsäule krümmt sich zum »Witwenbuckel«, und der Mensch wird viel kleiner – bis um 20 Zentimeter. Bedingt durch die Verkürzung der Wirbelsäule nähern sich die Rippenbogen dem Beckenkamm, der Kopf rutscht scheinbar vor den Rumpf, und die Arme erscheinen überlang, weil sie nun bis an die Knie reichen.

In Deutschland kommt es jährlich zu 100.000 Oberschenkelhalsbrüchen

Spätestens in diesem Stadium sind auch die Röhrenknochen der Gliedmaßen derart brüchig geworden, dass sie leichter brechen. Es kommt deshalb häufiger zu den zu Recht gefürchteten Oberschenkelhalsbrüchen. Deren Zahl wird auf jährlich über 100.000 in Deutschland geschätzt; etwa jeder fünfte der Betroffenen stirbt an Komplikationen wie beispielsweise einer Lungenentzündung. Außerdem sind 25 bis 30 Prozent der Betroffenen nach einem Oberschenkelhalsbruch dauerhaft auf fremde Hilfe angewiesen und 18 Prozent werden sogar pflegebedürftig.

Osteoporose ist also nicht allein eine schmerzhafte, sehr beschwerliche Krankheit – sie kann auch in Pflegebedürftigkeit oder sogar tödlich enden.

Vorbeugung gegen Osteoporose: Nicht nur Milch macht die Knochen stark

Osteoporose ist eine Krankheit, die erfolgreich verhindert werden kann. Die Vorbeugung bietet wirklich eine große Chance. Würden sich alle Frauen bereits in jungen Jahren richtig verhalten, würden etwa 60 Prozent weniger von ihnen im Alter an Osteoporose erkranken. In jungen Jahren, das besagt bereits in der Kindheit etwas dagegen tun. Je stärker der Knochen aufgebaut wird, desto länger widersteht er dem Abbau im Alter. Entscheidend dafür sind die Jahre vor 35, weil danach die altersbedingten Veränderungen beginnen. Richtig verhalten, das bedeutet im Prinzip, die Risikofaktoren – soweit möglich – zu vermeiden, die ab Seite 123 genannt worden sind. Für die alltägliche Praxis ergeben sich daraus die folgenden Regeln für die Prophylaxe der Osteoporose.

Regel 1: Reichlich Kalzium aufnehmen

Bei jungen Menschen muss die Nahrung täglich mindestens 900 Milligramm Kalzium enthalten, bei älteren etwa 1.000 bis 1.200 Milligramm, weil bei ihnen der Organismus größere Mühe hat, diesen Mineralstoff aufzunehmen, und deshalb auch mehr davon ungenutzt ausgeschieden wird. Die beste Quelle dafür sind Milch und alle Produkte daraus. Ein Liter Milch bzw. 100 Gramm Emmentaler Käse enthalten etwa 1.000 Milligramm Kalzium.

Kalziumzufuhr: Bei jungen Menschen mindestens 900, bei älteren 1.000 bis 1.200 Milligramm täglich

Andere Nahrungsmittel besitzen zwar rein rechnerisch ebenfalls reichlich Kalzium, wie so manche Gemüse und Hülsenfrüchte. Es wird jedoch vom Körper nicht so gut genutzt. Und außerdem enthalten so manche möglichen Kalziumlieferanten auch sehr viel Phosphor, das die Kalziumausscheidung erhöht. Das gilt vor allem für Fische. Wer befürchtet, mit der Milch und mit den Milchprodukten zu viel Kalorien aufzunehmen, der sollte zur Vorbeugung der Osteoporose regelmäßig Kalzium mit speziellen Präparaten zu sich nehmen. Zum Beispiel mit dem am im Schwarzwald MedicalResort Obertal entwickelten Minerell® Plus, das in allen Apotheken erhältlich ist.

Regel 2: Bewusst ernähren

Dazu gehört es, alles zu meiden oder zumindest einzuschränken, was die Aufnahme von Kalzium behindern bzw. dessen Ausscheidung vermehren kann. Die Aufnahme behindern Nahrungsmittel wie Spinat, Rhabarber, Tomaten, Paprika, Sojabohnen und auch die Weizenkleie. Die Ausscheidung von Kalzium wird, unter anderem, durch eine übermäßige Eiweißzufuhr mit den üblichen, üppigen Fleischgerichten vermehrt – obgleich natürlich Eiweiß in normalen Mengen unbedingt erforderlich ist, um Kalzium in die Knochen einzubauen.

Kalzium-Killer: Fleisch, Wurst, Süßigkeiten, Fast-Food-Gerichte, Cola

Regelrechte »Kalzium-Killer« sind phosphorreiche Nahrungsmittel, zu denen Fleisch- und Wurstwaren, Süßigkeiten, Fast-Food-Gerichte und Cola-Getränke gehören. Zuviel Phosphor bewirkt, dass sowohl weniger Kalzium aus den Nahrungsmitteln aufgenommen als auch mehr davon aus den Knochen abgebaut wird. Ideal für den Aufbau und den Erhalt von Knochensubstanz ist es, wenn ebenso viel Phosphor wie Kalzium aufgenommen wird – am besten durch Milch, die beide Mineralstoffe im Verhältnis 1:1,2 enthält.

Regel 3: Regelmäßig körperlich aktiv sein

Ein Zuwachs an Muskelmasse führt auch zu einer Zunahme an Knochensubstanz, weil durch Bewegung die aufbauenden Zellen im Knochen (Osteoblasten) zu vermehrter Tätigkeit angeregt werden. Gut geeignet sind in jungen Jahren alle zyklischen Sportarten. Dazu gehören Ausdauersportarten wie Laufen, Radfahren, Schwimmen. Für ältere Menschen bleibt immer noch die Möglichkeit zu ausgedehnten Spaziergängen sowie das Schwimmen. Allzu belastende Übungen sind dann ebenso zu vermeiden wie solche mit erhöhter Sturzgefahr.

Am besten täglich 20 Minuten lang körperliches Training

Wichtig jedoch ist in jedem Alter: regelmäßig trainieren, am besten täglich 20 Minuten, mindestens jedoch drei- bis viermal in der Woche jeweils 30 Minuten lang. Und noch etwas: Wer solch ein Training durchführt, der stärkt nicht nur seine Knochen, sondern verbessert dadurch auch seine körperliche Leistungsfähigkeit und verschafft sich ein größeres Wohlbefinden.

Regel 4: Genügend Vitamin D aufnehmen

Es reguliert den Gehalt von Kalzium und Phosphor im Blut und sorgt so dafür, dass den Knochen stets genügend Baustoff zur Verfügung steht. Diese Vorbeugung ist leicht durchzuführen: Wer sich zwei- bis dreimal wöchentlich jeweils zehn bis 15 Minuten lang mit unbedecktem Gesicht, bloßen Händen und Unterarmen im Freien aufhält, der sorgt dafür, dass unter Einwirkung der Sonnenstrahlung in der Haut genügend von einer Vorstufe entsteht, aus der schließlich in der Niere das eigentliche Vitamin D gebildet wird.

Ältere Menschen, die wenig ins Freie kommen, sollten mit Minerell® Plus ihren Vitamin-D-Status verbessern

Wer bereits älter ist und die meiste Zeit in geschlossenen Räumen verbringt, der sollte rund ums Jahr diese Vorbeugung durch Einnehmen von Vitamin D verbessern, und zwar mit dem Minerell® Plus-Pulver, das für die Vital-Plus-Therapie bei uns im Schwarzwald MedicalResort Obertal entwickelt worden ist und das über jede Apotheke zu beziehen ist.

Regel 5: Genussmittel nur mäßig zu sich nehmen

Das gilt insbesondere für Alkohol. Der übermäßige Genuss stört die gesunde Balance zwischen Knochenaufbau und Knochenabbau, wie Wissenschaftler am Omaha Veterans Affairs Medical Center feststellten. Die Osteoblasten, die für den Aufbau von Knochenmasse zuständig sind, werden quasi ausgebremst

Knochenabbau stoppen und neuen Knochen aufbauen

Ähnlich schädlich wirkt sich das Rauchen auf die Knochen aus. Das Nikotin stört unter anderem die Durchblutung des Knochengewebes und behindert somit die Zufuhr von Nährstoffen. In einer Studie stellten Forscher der schwedischen Universität Gothenburg fest, dass Raucher zehn Prozent mehr Wirbeleinbrüche erleiden wie Nichtraucher.

Wie Osteoporose am besten zu behandeln ist: Die Osteo-Stabil-Therapie

Jede Frau, die älter als 40 Jahre ist und häufig Rückenschmerzen hat, sollte sich von einem Arzt für Orthopädie gründlich untersuchen lassen. Ursache ihrer Beschwerden muss zwar nicht, könnte jedoch die Osteoporose sein.

Am häufigsten wird dieser Knochenschwund bei Menschen zwischen 60 und 70 Jahren diagnostiziert. Sie haben in diesem Alter häufig noch eine Lebenserwartung von mehr als 20 Jahren. Wie sie diese Zeit erleben, ist abhängig vom Erfolg einer speziellen Therapie. Deren Ziel ist es nicht allein, die Patienten von den ständig stärker werdenden Schmerzen zu befreien, sondern auch die krank machenden Veränderungen in den Knochen.

Am Schwarzwald Sanatorium Obertal wird Osteoporose mit der Osteo-Stabil-Therapie behandelt. Sie umfasst verschiedene Ansätze, die je nach Art und Ausmaß der Erkrankung miteinander kombiniert werden.

Schritt 1: gründlicher Osteo-Check

Gleich zu Beginn der Osteo-Stabil-Therapie erfolgt der Osteo-Check. Die gründliche Untersuchung zeigt, ob schon ein Knochenabbau besteht und in welcher Intensität er vorliegt. Um dazu möglichst genaue Erkenntnisse zu gewinnen, werden neben einer Knochendichtemessung nach der DXA-Methode noch verschiedene Laboruntersuchungen durchgeführt:

Gründliche Diagnostik vor der Therapie – unter anderem mit der DXA-Knochendichtemessung

- Der Teleopeptid-Status gibt Auskunft über die Menge so genannter Crosslaps im Blut und lässt somit Rückschlüsse auf den Knochenstoffwechsel zu. Wird mehr Knochensubstanz ab- als aufgebaut, dann steigt die Konzentration der Crosslaps an.

- Die Bestimmung der Konzentration so genannter Crosslinks im Urin ergibt weitere wichtige Aussagen zur Knochengesundheit. Als Crosslinks werden die Kollagen-Querverbindungen im Knochen bezeichnet, die ein entscheidender Faktor für die Stabilität und mechanische Belastbarkeit der Knochen sind, also auch für die Bruchfestigkeit. Ist der Wert für Crosslinks im Urin hoch, so wird mehr Knochensubstanz ab- als aufgebaut.

Moderne Laboruntersuchungen geben Auskunft über den Knochenstoffwechsel

- Beide Knochenabbau-Marker zusammen ergeben eine sehr zuverlässige Beurteilung, ob und in welchem Ausmaß Osteoporose vorliegt. Darüber hinaus eignen sie sich hervorragend zur Überprüfung der Effektivität einer Therapie, da sich durch die Veränderung der Werte eine Verbesserung des Knochenstoffwechsels und der neu einsetzende Aufbau von Knochenmasse sehr früh nachweisen lässt.

Ein hoher Homocysteinspiegel regt den Knochenabbau an

- Die Höhe des Homocystein-Spiegels lässt Rückschlüsse

zu, wie effektiv die Regenerationsfähigkeit des Knochens ist. Amerikanische, niederländische und deutsche Forscher haben herausgefunden, dass das Knochenbruchrisiko schon bei leicht erhöhten Homocystein-Werten um das Zwei- bis Vierfache zunimmt. Homocystein, das als Zwischenprodukt im Stoffwechsel entsteht, regt in hoher Konzentration knochenabbauende Prozesse an und hemmt gleichzeitig die Bildung neuer Kollagen-Querverbindungen (Crosslinks).

- Weitere Laboruntersuchungen dienen außerdem zur Kontrolle, ob alle Voraussetzungen für die Osteo-Stabil-Therapie erfüllt sind. Dazu werden unter anderem der Kalzium-Spiegel und andere Mineralstoffe sowie die Nierenfunktion überprüft.

Schritt 2: Knochenabbau stoppen

Eine Infusion im Jahr stoppt den Knochenabbau

Bestätigen die umfangreichen Untersuchungen das Vorliegen einer Osteoporose, dann folgen als Nächstes therapeutische Maßnahmen, um den Knochenabbau zu stoppen. Dazu erfolgt die Infusion eines Medikaments aus der Gruppe der Bisphosphonate neuester Generation, das den Knochenstoffwechsel anregt und somit nicht nur den Knochenabbau bremst, sondern auch die Basis für den Aufbau neuer Knochensubstanz schafft. Um den optimalen Therapieerfolg zu erzielen, muss diese Infusion lediglich einmal jährlich gegeben werden. Da es nach der Infusion zu vorübergehenden Nebenwirkungen wie Schwäche, Fieber, Grippesymptomen, Muskel-, Kopf- oder Gliederschmerzen kommen kann, geschieht die Verabreichung dieses Medikaments am Schwarzwald MedicalResort Obertal immer stationär. Während der stationären Behandlung können diese Nebenwirkungen verhindert oder gut beherrscht werden. Da bereits wenige Stunden nach der Infusion des Medikaments eine messbare Aktivierung des Knochenstoffwechsels stattfindet, werden zur Unterstützung dieses Prozesses die Mineralstoffe Kalzium und Magnesium sowie die Vitamine C, D und K zugeführt.

Schritt 3: neue Knochensubstanz aufbauen

Als Nächstes folgen Maßnahmen, um gezielt den natürlichen und körpereigenen Aufbau von Knochensubstanz anzuregen und zu unterstützen. Dazu gehören:

Ist der Knochenabbau gestoppt, kann neue Knochensubstanz aufgebaut werden

- Tägliche Bestrahlungen mit UVB-Licht: Sie verbessern die Aufnahme von Kalzium in die Knochen und die Speicherung dieses Mineralstoffs, damit stets ausreichend Baumaterial für neue Knochensubstanz zur Verfügung steht.
- Täglich Kernspin-Resonanz-Therapie: Dieses unbelastende und nebenwirkungsfreie Verfahren dient der biophysikalischen Stimulation des Knochenstoffwechsels, was wiederum zu einer Erhöhung von Knochendichte und Knochenmasse führt. Das bewirken Hochfrequenzimpulse, die in einem Magnetfeld auf die Knochen und das sie umgebende Gewebe einwirken.
- Jeden zweiten Tag Power-Plate-Training: Während dem Stehen auf einer vertikal vibrierenden Platte wirken davon ausgehende Schwingungen so, dass der Aufbau der Muskulatur an den Knochen angeregt und der Einbau von Kalzium in die Knochen noch zusätzlich gefördert wird. In einer zehnminütigen Anwendungsphase lösen sie etwa 20.000 Mikro-Muskelfaser-Kontraktionen mit exakt den Zug- und Druckkräften aus, die für den effektiven Aufbau von Muskel- und Knochenmasse notwendig sind.

Power Plate, Kernspin-Resonanz-Therapie, UVB-Licht-Bestrahlung, Physiotherapie

- Funktionale Physiotherapie: Die Bildung neuer Knochensubstanz wird darüber hinaus durch moderate und individuell angepasste Physiotherapie zusätzlich verstärkt. Neben Maßnahmen zur Verbesserung der Koordinationsfähigkeit werden auch physiotherapeutische Anwendungen zur Steigerung von Muskelkraft und Ausdauer vorgenommen.

Schritt 4: Mikronährstoffe und Coaching

Mikronährstoffe, Ernährungsplan und Bewegungsprogramm

Während des gesamten Aufenthalts am Schwarzwald MedicalResort Obertal werden abhängig von der Höhe des in Laboruntersuchungen festgestellten Homocystein-Spiegels die Vitamine B6, B12 und Folsäure gegeben. Der Körper benötigt diese Vitamine, um das schädliche Homocystein abbauen zu können, damit das Knochenbruchrisiko zurück geht und die Knochenregeneration nicht mehr gehemmt, sondern unterstützt wird.

Ferner erfolgt ein eingehendes Coaching für die Zeit nach der Osteo-Stabil-Therapie. Denn zur Unterstützung und Förderung des Behandlungserfolgs ist es notwendig, auch weiterhin täglich Muskelarbeit zu leisten. Nur dann können die während des Klinikaufenthalts erreichten Verbesserungen der Knochengesundheit nicht nur beibehalten, sondern darüber hinaus sogar noch gesteigert werden. Die dazu notwendigen Übungen werden im Rahmen eines speziellen Bewegungsprogramms vermittelt und erlernt.

Nicht zuletzt beinhaltet das Coaching auch die Erstellung eines Ernährungsplans durch unseren Ernährungsberater, welcher exakt an die Lebensumstände und Möglichkeiten jedes Einzelnen angepasst ist. Auch die richtige und angemessene Zufuhr von Kalzium sowie von weiteren Mineralstoffen und Vitaminen ist entscheidend für die zukünftige Knochengesundheit. Kommen nach dem Klinikaufenthalt zu Hause noch Fragen auf, können diese jederzeit telefonisch mit den Fachärzten und Physiotherapeuten in Obertal besprochen werden. Zum Beispiel, wie weit die tägliche Belastung gehen sollte, damit sie sich positiv auswirkt. Oder wie zu verfahren ist, wenn wegen einer vorübergehenden Erkältung pausiert werden musste. Dieser ständige Kontakt mit der Möglichkeit einer weitergehenden Beratung ist wichtig, um langfristig einen optimalen Behandlungserfolg zu erzielen und auf Dauer zu erhalten.

Wie schwache Knochen wieder stärker werden: Erfolgreicher Einsatz der Osteo-Stabil-Therapie

Wer von der Osteoporose betroffen ist, der verspürt lange Zeit nichts davon. Der Knochenschwund verläuft in der Regel schleichend; Beschwerden bereitet er zumeist erst dann, wenn bereits ein großer Teil von Knochensubstanz abgebaut ist. Es gibt jedoch Ausnahmen, in denen diese Erkrankung sehr rasch voranschreitet. Für beide Fälle kennen wir Beispiele von Patientinnen an unserer Privatklinik. Ihre Krankengeschichten geben einen besseren Einblick in den Verlauf der Osteoporose und in die Möglichkeiten der Therapie.

Plötzlich gekrümmter Körper und fünf Zentimeter kleiner

Die Krankengeschichte von Frau B.

Frau B., 72, Lehrerin im Ruhestand, kommt regelmäßig einmal im Jahr zu uns – zur allgemeinen Regeneration sowie speziell zur Stärkung der körpereigenen Abwehrkräfte des Immunsystems durch die Immuntherapie mit Thymosand®-Peptiden. Die gründliche Untersuchung umfasst jedes Mal auch Maßnahmen zur frühzeitigen Diagnose einer Osteoporose, mit der nun einmal bei Damen in diesem Alter zu rechnen ist. Bislang ergab das Messen des Kalziumspiegels im Blut keine bedenklichen Werte, und die Bestimmung der Knochendichte im Röntgenbild zeigte nicht mehr als altersentsprechende Abweichungen.

Umso verblüffter waren wir, als Frau B. in diesem Jahr wieder zu uns kam. Ihr Körper war deutlich sichtbar krumm und um mindestens fünf Zentimeter kleiner geworden. Wie sie uns gleich zu Beginn erzählte, hatte sie kurz vor der Abreise Schlimmes durchmachen müssen. Plötzlich waren derart starke Kreuzschmerzen aufgetreten, dass sie sich kaum bewegen konnte. Der herbeigeholte Hausarzt musste eine Kortison-Spritze geben, danach besserte sich der Zustand relativ rasch.

Seit einiger Zeit schon nahm sie regelmäßig ein herz-
stärkendes Digitalis-Präparat ein. Das hatte der Hausarzt
ihr verschrieben, wegen ziehender Schmerzen im Bereich
über dem Herzen. Er hatte eine Angina pectoris diagnostiziert, obgleich das Elektrokardiogramm (EKG) mit den Auf-
zeichnungen der schwachen elektrischen Herzströme nicht
auffällig gewesen war.

»Herzschmerzen« durch Brustwirbeleinbrüche

Um unseren Verdacht auf Osteoporose abzuklären, veran-
lassten wir gezielte Untersuchungen. Sie erbrachten ein-
deutige Beweise dafür. Der Kalziumgehalt des Blutes war
extrem niedrig. Die Röntgenkontrolle der Wirbelsäule
zeigte deutliche Einbrüche im Bereich der Brustwirbelkör-
per D 10 und D 11 sowie des Lendenwirbelkörpers L 5,
angedeutet auch in L 4. Damit hatten wir die wahren Ursachen für die heftigen Kreuzschmerzen entdeckt und auch
für die vermeintlichen Herzschmerzen – infolge der Wir-
belkörpereinbrüche in der Brustwirbelsäule waren Nerven
in diesem Bereich gereizt worden, und dies hatte Schmerzen ausgelöst, die denen bei einer Angina pectoris des
Herzmuskels recht ähnlich sein können.

Die Diagnose stand zweifelsfrei fest: Osteoporose! Of-
fen blieb jedoch die Frage: Wie konnte es in der kurzen
Zeit eines Jahres zu einem derart raschen, folgenschweren
Abbau von Knochensubstanz kommen? Die Antwort gab
die Patientin selbst eher beiläufig im ärztlichen Gespräch.
Begeistert berichtete sie, nun endlich den Schritt zu einer
vollkommen gesunden Lebensweise getan zu haben: Seit
knapp einem Jahr ernährt sie sich streng vegetarisch ohne
Milch, ohne Eier, ohne Fisch. Diese einseitige Kost war zur
eigentlichen Ursache der Erkrankung geworden. Der völlige Verzicht auf Milch und Milchprodukte hatte in sehr
kurzer Zeit zu einem schwerwiegenden Mangel an Kalzium geführt und über eine plötzliche Verschlechterung

*Schuld war eine
einseitige
vegetarische
Ernährung ohne
Milch und
Milchprodukte*

des Knochenstoffwechsels zur Osteoporose samt den geschilderten Komplikationen.

Die Therapie

Für die Behandlung wurden bewährte Mittel und Methoden der Osteo-Stabil-Therapie angewendet. Frau B. erhielt reichlich Kalzium, um den großen Mangel daran auszugleichen und um den Knochen mehr Baustoff zur Verfügung zu stellen. Ferner erhielt sie Vitamin D, damit auch genügend Kalzium aus dem Darm aufgenommen und in die Knochen eingebaut werden konnte. Bereits nach wenigen Tagen stand aufgrund der Laboruntersuchungen fest, dass alle Voraussetzungen erfüllt sind, um Frau B. im Rahmen der Osteo-Stabil-Therapie die Infusion gegeben werden konnte, mit welcher der Knochenabbau gestoppt und gleichzeitig die Basis für den Aufbau neuer Knochensubstanz geschaffen wird. Die Infusion selbst vertrug unsere Patientin ohne Nebenwirkungen, sodass schon wenige Tage später mit einem intensiven Knochenaufbau-Training begonnen werden konnte.

Osteo-Stabil-Therapie schaffte neue Knochensubstanz

Bewegung, Ernährung, Mineralstoffoptimierung

Alle diese Medikamente und Therapieverfahren hätten keine ausreichende Wirkung erzielen können, wenn nicht gleichzeitig ein ausgeklügeltes Programm zur Bewegung für die Zeit nach dem Klinikaufenthalt zu Hause erstellt worden wäre. Denn nur unter einer ständigen angemessenen Belastung gelingt es dem Knochen, sich langfristig wieder zu stabilisieren. Frau B. erlernte unter Anleitung unserer Krankengymnastin spezielle Übungen, mit denen sie im Schwarzwald MedicalResort Obertal begann und die sie auch heute noch gewissenhaft zu Hause durchführt. So gelang es, den raschen Abbau der Wirbelkörper zu stoppen und die Neubildung von Knochensubstanz zu erzielen.

Minerell® Plus für die Kalzium-Zufuhr

Damit nicht ein neuerlicher Mangel an Kalzium diesen Erfolg wieder zunichte machen würde, erhielt die Patientin von uns zwei weitere Hilfen mit auf den Weg. Zum einen das Minerell® Plus-Präparat unserer Vital-Plus-Therapie. Es enthält neben Kalzium noch Kalium und Magnesium als weitere wichtige Baustoffe für die Knochen. Zum anderen eine Ernährungsberatung mit vielen guten Tipps und Rezepten, wie sie ihre ausschließlich pflanzlichen Nahrungsmittel so zusammenstellen kann, dass ihr Körper aus ihnen möglichst viel Kalzium aufnehmen kann. Denn von ihrer streng vegetarischen Kost wollte Frau B. nicht lassen.

Schon die Mutter litt an Osteoporose

Als Frau B. ein halbes Jahr nach ihrem Klinikaufenthalt zur Osteo-Stabil-Therapie wieder zu uns nach Obertal kam, um zur Kontrolle einen erneuten Osteo-Check vornehmen zu lassen, bestätigte das Ergebnis dieser Untersuchung, dass wir den richtigen Weg eingeschlagen hatten. Der Knochenabbau war nicht nur gestoppt, sondern Frau B. hatte mittlerweile sogar schon wieder neue Knochensubstanz aufgebaut.

Die Krankengeschichte von Frau M.

Frau M., 69, ehemalige Kindergärtnerin, ist ein lebender Beweis dafür, dass nicht alle Erkrankungen nach dem Lehrbuch verlaufen, auch die Osteoporose nicht. Diese beginnt mit Rückenschmerzen, so steht es geschrieben. Bei dieser Patientin jedoch war alles ganz anders.

Erstes Anzeichen waren Rückenschmerzen

Vor wenigen Monaten noch hatte sie sich rundum wohl gefühlt. An Osteoporose dachte sie nur dann, wenn die Sprache auf ihre Mutter kam. Diese hatte nämlich im gleichen Alter bereits einen gekrümmten Rücken mit einem »Witwenbuckel« sowie starke Schmerzen im Bereich der Wirbelsäule gehabt. Frau M. spürte nichts von alledem und glaubte deshalb, dass sie vom Knochenschwund verschont bleiben würde – bis zu einem Tag im Herbst.

Bei der Gartenarbeit auf abschüssigem Gelände verlor die Frau nur für einen Augenblick das Gleichgewicht; sie strauchelte zwar, konnte sich aber sofort wieder fangen.

Dennoch hatte sie von diesem Moment an starke Schmerzen im Bereich der rechten Hüfte. Gestützt auf ihren Mann erreichte sie auf dem linken Bein hüpfend die Wohnung. Der Hausarzt wurde gerufen, er überwies die Patientin unverzüglich in eine unfallchirurgische Abteilung – wegen Verdachts auf Oberschenkelhalsbruch.

Oberschenkelhalsbruch aufgrund von Osteoporose

Frau M. wollte das einfach nicht glauben. Sie war doch gar nicht gestürzt, konnte sich deshalb nichts gebrochen haben, meinte sie. Die Untersuchung in der Klinik belehrte sie eines Schlechteren: Spontanfraktur des rechten Oberschenkelhalses aufgrund einer schweren Osteoporose. Zu solchen Spontanfrakturen kommt es, wenn vom Knochen bereits viel Substanz abgebaut und er deswegen sehr porös geworden ist. Dann braucht es keine große Gewalt mehr und es genügen bereits geringe Krafteinwirkungen, um den Knochen brechen zu lassen.

Osteoporose ist offenbar auch erblich bedingt

Bemerkenswert in diesem Zusammenhang ist auch die Tatsache, dass Frau M. nun doch ein sehr ähnliches Schicksal wie ihre Mutter erlitten hatte. So bestätigt dieser Fall die Beobachtung, dass Osteoporose offensichtlich eine erbliche Komponente hat und deshalb gehäuft innerhalb einer Familie auftreten kann.

Bei dieser Patientin war die Osteoporose zu diesem Zeitpunkt bereits so weit fortgeschritten, dass mit einem guten Verlauf einer natürlichen Heilung des komplizierten Oberschenkelhalsbruches nicht mehr zu rechnen war. Frau M. erhielt deshalb eine sogenannte Endoprothese, also ein künstliches Hüftgelenk. Das hat den Vorteil, dass der Patient sich bald nach der Operation wieder bewegen kann und nicht wochenlang im Bett liegen muss, was einerseits die Osteoporose nur noch verschlimmern und andererseits das Risiko von Komplikationen – etwa das einer Lungenentzündung – vergrößern würde.

Nachbehandlung am Schwarzwald MedicalResort Obertal

Im Anschluss an diese operative Therapie kam Frau M. zur Nachbehandlung ins Schwarzwald MedicalResort Obertal. Unser Ziel war, die Knochen zu stärken, um die Heilung zu unterstützen und um weiteren Brüchen vorzubeugen. Um dies zu erreichen, nutzten wir ebenfalls die Osteo-Stabil-Therapie mit ihrer speziellen Kombination von Medikamenten und Methoden, die es in dieser Form nur an unserer Privatklinik für Innere Medizin, Orthopädie und Naturheilverfahren gibt.

Nach sechs Wochen ging es ohne Stock und Schmerzen wieder nach Hause

Die Patientin erhielt Kalzium in Form von Minerell® Plus in genau festgelegter, hoher Dosierung als Baustoff für die Knochen sowie den Mineralstoff Magnesium und die Vitamine C, D und K als weitere Vitalstoffe, welche die Aufnahme von Kalzium im Darm ermöglichen, somit den Aufbau von Knochenmasse fördern und deren Abbau hemmen. Zusätzlich wurde mit Aminorell® Plus das Spurenelement Mangan zugeführt, weil die Laboruntersuchung ergeben hatte, dass es Frau M. auch an diesem Baustoff mangelte.

Die weiteren Punkte der Therapie waren die Infusion des Bisphosphonats der neuesten Generation sowie alle bei der Osteo-Stabil-Therapie enthaltenen Maßnahmen, die den Aufbau neuer Knochensubstanz anregen. Der Verlauf der Therapie wurde kontrolliert und dokumentiert, unter anderem durch umfangreiche Laboruntersuchungen wie etwa der Bestimmung der Crosslaps im Blut mit dem Telopeptid-Status sowie der Konzentration der Crosslinks im Urin.

Die Untersuchungen bestätigten, dass Frau M. mit der Osteo-Stabil-Therapie sehr gut zu helfen war. Alle Ergebnisse wiesen darauf hin, dass der Knochenabbau gestoppt und eine Umkehr der Krankheitsprozesse hin zum Knochenaufbau erreicht werden konnte. Nach sechs Wochen Behandlung konnte sie das Schwarzwald MedicalResort Obertal verlassen – ohne Stock und ohne Schmerzen.

Sturzprophylaxe beugt Knochenbrüchen vor

Der häufigste Grund für Knochenbrüche sind Stürze. Schon ab einem Alter von 65 Jahren nimmt das Risiko deutlich zu. Statistisch stürzt jeder Dritte über 65 einmal im Jahr. Da liegt es auf der Hand, dass damit ein hohes Knochenbruchrisiko verbunden ist.

Wichtig: Das Sturzrisiko gezielt vermindern

Wir Ärzte am Schwarzwald MedicalResort Obertal raten deshalb unbedingt zu gezielter Sturzprophylaxe. Das beginnt mit unserem »S3-Check«. S3 steht für Stabilität, Symmetrie und Sensomotorik. Denn dies sind die drei Kriterien, die in Ordnung sein müssen, um Stürzen effektiv vorzubeugen. Die Körperstabilität ist eine dynamische Einheit aus Haltung und Bewegung, bei der die einzelnen Körperteile und die beteiligten Muskeln optimal auf einander abgestimmt werden. Liegen dabei Unstimmigkeiten oder Störungen vor, kann die gesamte Körpersymmetrie aus der Balance geraten. Voraussetzung für eine optimale Stabilität und Symmetrie ist allerdings das reibungslose Zusammenspiel von Muskeln und Nerven, also die Sensomotorik. Diese neuromuskuläre Wechselwirkung ist unbedingt notwendig zur Erhaltung des Gleichgewichts bei Bewegung und somit zur Vorbeugung von Stürzen.

S3-Training für mehr Kraft und Ausdauer sowie eine Steigerung der koordinativen Fähigkeiten

Beim »S3-Check« werden diese für sicheres Gehen und Stehen notwendigen Faktoren überprüft. Ergeben sich dabei Defizite, kann unser »S3-Training« angeschlossen werden, um gezielt Kraft, Ausdauer, Schnelligkeit sowie koordinative Fähigkeiten zu trainieren und somit Sicherheit für alle Handlungs- und Bewegungsabläufe zu erzielen.

Medizinische Trainingstherapie vertieft den Erfolg

Um dabei erreichte Fähigkeiten und Fertigkeiten anhaltend zu vertiefen, hilft nach dem »S3-Training« die Medizinische Trainingstherapie (MTT) unter therapeutischer Anleitung und ärztlicher Aufsicht. Je nach Art des Trainings werden dabei Gleichgewicht, Koordination und Haltung, die

Medizinische Trainingstherapie fördert die Motivation für die Bewegung zu Hause

Kraftfähigkeit, Flexibilität, Schnelligkeit oder die Ausdauer trainiert. Die Medizinische Trainingstherapie wird in vier Phasen eingeteilt. In der ersten Phase erfolgt ein Mobilisationstraining, in der zweiten Phase ein Stabilisationstraining, in der dritten Phase ein Funktionstraining und in der vierten Phase ein Belastungstraining. Die MTT beinhaltet aber nicht nur gezielte Übungen, sondern trägt auch wesentlich dazu bei, die Motivation zu steigern, um das Erreichte durch Training und Bewegung zu Hause zu erhalten oder sogar noch zu verbessern. Dafür sorgen das angenehme Gefühl und die Freude, die durch die Verbesserung der Leistungsfähigkeit, einer neuen Körperwahrnehmung und der koordinativen Fähigkeiten empfunden werden. Oder anders gesagt: Wer sich wieder sicher fühlt und weiß, wie die Gefahr eines Sturzes gebannt werden kann, wird in seiner Freizeit vieles neu unternehmen, das er vielleicht aus Angst vor Knochenbrüchen und Verletzungen schon längst aufgegeben hat.

5 Frau Dr. Niestroj, Herr Dr. Pflugbeil, ich habe eine Frage an Sie ...

In diesem letzten Kapitel wird in Frage und Antwort auf Wirbelsäulen- und Gelenkprobleme eingegangen, mit denen die Autoren dieses Buches im Schwarzwald MedicalResort Obertal immer wieder konfrontiert werden. Und gewiss ist die eine oder andere Frage dabei, von der Sie sagen werden: »Genau das wollte ich auch schon immer wissen.«

Schadet Rauchen der Wirbelsäule?

Frage

Sie raten mir dringend, endlich mit dem Rauchen aufzuhören. Ich frage mich, warum? In Bezug auf Lungenleiden sowie Herz- und Kreislauf-Erkrankungen sehe ich durchaus ein, dass Zigaretten schädlich sein können. Was aber haben sie mit der Wirbelsäule zu tun? Und außerdem: Welchen Nutzen habe ich diesbezüglich, wenn ich wirklich nicht mehr rauche?

Antwort

Das Nikotin aus der Zigarette bewirkt überall im Körper, dass sich vor allem die kleinen Blutgefäße verengen – auch die an der Wirbelsäule und in den Gelenken der Gliedmaßen. Diese Wirkung kann, wie exakte Messungen beweisen, bis zu vier Stunden lang andauern. Solange die Durchblutung derart gestört ist, erhalten die Gewebe nicht genügend Sauerstoff und Nährstoffe. Infolgedessen wird beispielsweise der Stoffwechsel der Bandscheiben geschädigt und deren Degeneration gefördert. Bei Rauchern ist der Verschleiß der Bandscheiben um fast ein Fünftel größer als bei Nichtrauchern, das haben großangelegte Untersuchungen an Kliniken in den USA, Schweden und Finnland ergeben. Versuchspersonen waren 20 Zwillingspaare, von denen jeweils einer rauchte und der andere nicht.

Das Nikotin aus der Zigarette schadet auch indirekt den Gelenken und der Wirbelsäule. Bei dessen Abbau verbraucht der Körper viel Vitamin C – und das fehlt möglicherweise für die Vernetzung, die aus einzelnen Kollagenfasern festes Bindegewebe entstehen lässt. Weil ohnehin die Versorgung mit Vitamin C sehr häufig unzureichend ist, empfehlen wir vielen Patienten dessen zusätzliche Zufuhr mit unserer Vital-Plus-Therapie.

Es ist nie zu spät, um mit dem Rauchen aufzuhören. Wer die Finger von der Zigarette lässt, der hat immer Nutzen davon – auch für den Stütz- und Bewegungsapparat. Dessen Durchblutung wird eindeutig verbessert und somit auch der Stoffwechsel in den Knochen, in den Gelenken sowie der Muskeln. Der Verschleiß der Bandscheiben wird verlangsamt.

Kann der Knochen bei Osteoporose wieder aufgebaut werden?

Frage

Ich bin 54 Jahre alt und ließ vor Kurzem zum ersten Mal eine Knochendichtemessung vornehmen. Dabei wurde festgestellt, dass eine Osteoporose vorliegt und bereits ein Knochenabbau stattgefunden hat. Ist es möglich, den Knochen wieder aufzubauen?

Antwort

Während man früher glaubte, dass einmal verloren gegangene Knochensubstanz nicht wieder aufgebaut werden kann, wurde mittlerweile in verschiedenen Studien das Gegenteil bewiesen. Wichtig ist, als Erstes den Knochenabbau zu stoppen und damit gleichzeitig eine Basis für neuen Knochenaufbau zu schaffen, so wie das mit unserer Osteo-Stabil-Therapie geschieht. Nach einer gründlichen Diagnose und dem Osteo-Check erfolgt die Infusion eines Bisphosphonats der neuesten Generation. Damit wird der Knochenabbau gestoppt. Gleich im Anschluss werden verschiedene Maßnahmen zum Aufbau neuer Knochensubstanz vorgenommen. Eine detaillierte Schilderung, was dabei im Einzelnen geschieht, können Sie im Abschnitt zur Osteo-Stabil-Therapie nachlesen. Die Therapie ist umso erfolgreicher, je früher sie einsetzt. Denn je mehr Knochensubstanz bereits abgebaut ist, desto länger dauert es, den Verlust wieder auszugleichen. Sie sollten deshalb nicht abwarten und wertvolle Zeit vergehen lassen, sondern möglichst bald etwas gegen die bei Ihnen festgestellte Osteoporose unternehmen.

Wird Arthrose vererbt?

Frage

Man hört immer wieder, dass viele Krankheiten vererbt werden. Trifft das auch auf die Arthrose und ähnliche degenerative Erkrankungen zu? Falls ja – ist das ein unabwendbares Schicksal?

Antwort

Es ist zwar richtig, dass die Veranlagung zu bestimmten Erkrankungen ererbt sein kann. So lässt ein schwächeres Bindegewebe einen qualitativ weniger guten Knorpel entstehen und fördert das Entstehen von Arthrose. Das bedeutet aber nicht zwangsläufig, dass jeder Betroffene allein deswegen schwer an Arthrose erkranken muss. Insbesondere die Menschen, in deren Familien bereits Fälle von Arthrose, Osteoporose oder Gicht aufgetreten sind, sollten wissen und bedenken: Es gibt gute Möglichkeiten, diesem Krankheitsgeschehen entgegenzuwirken und das Auftreten von Symptomen um Jahre hinauszuschieben bzw. deren

Beschwerden zu verringern, wenn nicht sogar gänzlich zu verhindern.

Voraussetzung dafür ist, gegen die ererbte Veranlagung mit aktiven Maßnahmen vorzugehen – so wie sie zur Vorbeugung jeweils in den einzelnen Kapiteln empfohlen werden. Grundsätzlich kommt es darauf an, drei Punkte zu beachten. Erstens: mehr Bewegung; zweitens: kein Übergewicht; drittens: richtige Ernährung. Wer das tut und sich nicht seinem Schicksal überlässt, der hat eine viel größere Chance, trotz ererbter Veranlagung gesund zu bleiben.

Ist Kopfkreisen gegen Nackenschmerzen gefährlich?

Frage

Täglich arbeite ich mindestens acht Stunden im Sitzen. Abends sind mein Nacken und meine Schultern oft sehr verspannt. Ich versuche dann, durch Kreisen mit dem Kopf die Muskulatur dort zu entspannen. Danach fühle ich mich auch wohler. Unlängst jedoch hörte ich, dass Kopfkreisen gefährlich sein kann. Was sagen Sie dazu?

Antwort

Das Kreisen mit dem Kopf ist durchaus gefährlich. Es kann aufgrund der Schwere des Kopfes leicht zu unkontrollierten Bewegungen beim Kreisen kommen, wodurch Muskeln übermäßig belastet, Nervenwurzeln gereizt, kleine Wirbelgelenke blockiert und dadurch akute Schmerzen verursacht werden können. Besser sind andere Übungen, wie sie in der »Rückenschule« in Kapitel 2 zu sehen und zu lesen sind.

Was hilft auf Dauer gegen Rückenschmerzen?

Gut für die Halswirbelsäule ist auch eine andere, ganz einfache Übung, die den Eisbären im Zoo abgeschaut worden ist: Den Kopf nach vorn neigen, ihn erst nach rechts oben und dann nach links oben bewegen, ohne ihn dabei nach hinten zu drehen – und das mehrmals wiederholen.

208

Frage

Seit etwa zwei Jahren leide ich immer wieder unter Rückenschmerzen. Alles, was dagegen bisher unternommen wurde, brachte nur eine vorübergehende Linderung. Die Schmerzen waren kurze Zeit besser oder sogar ganz weg, kehrten dann aber jedes Mal wieder. Das belastet mich sehr. Sehen Sie eine Chance, dass ich auf Dauer davon befreit werde?

Antwort

Um diese Frage beantworten zu können, muss die Ursache Ihrer Rückenschmerzen festgestellt werden. An unserer Privatklinik führen wir dazu verschiedene ärztliche Untersuchungen sowie den Physio-Check durch. In den allermeisten Fällen lässt sich dadurch eindeutig klären, was die Schmerzen verursacht. Steht das aber erst einmal fest, sind die Chancen, Sie anhaltend von Ihren Schmerzen zu befreien, in der Regel sehr gut. Die Behandlung richtet sich dann nach dem Ergebnis der Diagnostik. Häufig ist die Periradikuläre Injektionstherapie in Verbindung mit der MedX-Therapie das Mittel der Wahl. Die Periradikuläre Injektionstherapie trägt dazu bei, die Schmerzen rasch zu lindern oder gar ganz zu beseitigen. Und die MedX-Therapie hilft, die Stabilisierungsmuskeln der Wirbelsäule gezielt zu kräftigen, sodass diese wieder einen guten Halt bekommt und somit dem Wiederauftreten der Schmerzen vorgebeugt wird.

*Hilft Gelatine
gegen Arthrose?*

Frage

Ich lese immer wieder von wahren Wundermitteln gegen Arthrose. So soll ein Päckchen Gelatine pro Tag sehr gut dagegen sein. Stimmt das?

Antwort

Von ihrer Wirkung wird mehr versprochen, als die Gelatine halten kann. Sie enthält zwar Baustoffe für den Knorpel, denn sie wird ja aus Gelenken von Tieren gewonnen. Ihre Zusammensetzung ist jedoch sehr einseitig. Sie enthält längst nicht alle Baustoffe, die für den Knorpel beim Menschen benötigt werden, und auch nicht die, an denen es am meisten mangelt. Und außerdem: Es muss nicht unbedingt Essgelatine sein, eine gute Knochenbrühe tut es auch.

Was tun bei Ischias- schmerzen?

Frage
Bitte helfen Sie uns. Mein Mann hat bereits einige Male starke Ischiasschmerzen gehabt. Ich habe Angst, dass diese wiederkommen könnten. Wie sollen mein Mann und ich uns dann verhalten? Was können wir selbst dagegen tun?

Antwort
Wenn diese Ischialgie wieder auftritt, können Sie selbst wenig dagegen tun – außer sofort einen Arzt rufen. Bis dieser eintrifft, sollten Sie Ihren Mann in eine Stufenlagerung bringen: Auf den Rücken legen, beide Beine anwinkeln und einen Hocker oder harte Kissen unter die Unterschenkel schieben, sodass sowohl die Knie- als auch die Hüftgelenke in einem Winkel von 90 Grad gebeugt sind. Diese Lagerung entlastet die Wirbelsäule und lindert die Schmerzen.

Je eher jedoch der Arzt die Schmerzen behandelt, desto rascher vergehen diese. Werden unmittelbar nach Beginn von Hexenschuss oder Ischialgie sogenannte nichtsteroidale Antirheumatika angewendet, können diese Schmerzen fast schlagartig wieder vergehen. Wird dagegen drei Tage lang abgewartet, können diese Arzneimittel die Beschwerden nur noch lindern und den Verlauf etwas abkürzen.

Wird außer Bettruhe überhaupt nichts getan, dauert es häufig eine Woche, bis die Schmerzen vergangen sind. Während dieser Zeit der Bewegungslosigkeit verschlechtert sich der Zustand der ohnehin schwachen Rückenmuskulatur noch weiter und das macht Rückfälle wahrscheinlicher. Um dies zu verhindern, sollte hinterher die Rückenmuskulatur durch Krankengymnastik und mit gezielten Übungen zu einem möglichst starken Muskelkorsett auftrainiert werden. Anleitungen dazu gibt unsere »Rückenschule« mit Kräftigungsübungen für die Wirbelsäule in Kapitel 2.

Kann Kortison auch schaden?

Frage

Es wird immer davor gewarnt, Kortison über längere Zeit anzuwenden, auch bei Erkrankungen der Gelenke und der Wirbelsäule. Was ist daran so gefährlich? In welchen Fällen ist es von Nutzen?

Antwort

Die Kortikosteroide sind künstlich hergestellte Hormone der Nebennierenrinde. Sie sollten nicht verteufelt, jedoch mit größter Zurückhaltung angewendet werden. Bei ihnen wird besonders deutlich, dass die meisten Arzneimittel zwei Seiten haben. Zum einen ist Kortison ein äußerst wirksames entzündungshemmendes Medikament. Es vermag sehr starke Entzündungen zu stoppen. Zudem ermöglicht es, frühzeitig durch Bewegung wieder den Stoffwechsel des Gelenks zu verbessern und seine Stabilität zu erhalten – was nicht möglich ist, solange das Gelenk schmerzhaft entzündet ist. Zum anderen hat Kortison eine ganze Reihe unerwünschter Wirkungen, unter anderem auf den Stoffwechsel der Knochen. Über den vermehrten Abbau von Knochensubstanz führt es zu einer verminderten Festigkeit der Knochen, zu einer sogenannten Steroid-Osteoporose.

Fazit: Kortison sollte das letzte Mittel gegen akute Entzündungen sein, wenn andere Medikamente nichts mehr ausrichten können. Sein Nutzen und seine Nachteile sind vor jeder Anwendung sorgfältig abzuwägen. Bei einem entzündeten Schultergelenk beispielsweise wird der Entschluss zu einer Behandlung mit Kortison leichter fallen, denn bei langer Bewegungsunfähigkeit würde die Gelenkkapsel schrumpfen und die Beweglichkeit weiter eingeschränkt werden. Kortison wäre also das kleinere Übel; allerdings würden wir es in einem solchen Fall so selten wie nötig anwenden und es mit einer langen Nadel so nahe wie möglich an den Ort der Entzündung injizieren, um seine Dosis und damit seine Nebenwirkungen ganz gering zu halten.

Frage

Was unterscheidet Arthrose und rheumatoide Arthritis?

Vor Kurzem wurde bei mir eine Arthrose im rechten Kniegelenk festgestellt. Ich habe versucht, mich darüber schlau zu machen und vieles zu dem Thema gelesen. Dabei bin ich auch häufig auf den Begriff »rheumatoide Arthritis« gestoßen. Ist das eigentlich das Gleiche? Oder wie unterscheiden sich Arthrose und rheumatoide Arthritis?

Antwort

Arthrose und rheumatoide Arthritis werden gerne verwechselt, weil die Bezeichnungen sich sehr ähnlich sind. Richtig ist, dass beide Krankheiten zu den Erkrankungen des rheumatischen Formenkreises gehören, wozu heute aber rund 400 verschiedene Krankheiten gezählt werden. Ansonsten aber unterscheiden sich Arthrose und rheumatoide Arthritis grundlegend. Arthrose ist eine sich schleichend entwickelnde degenerative Erkrankung, bei der sich die Gelenke abnutzen und schmerzen, weil deren schützende Knorpelschicht angegriffen oder zerstört ist. Zu Entzündungen kann es im Verlauf des Leidens kommen, wobei das aber nicht immer zwangsläufig der Fall ist. Dann handelt es sich um eine aktivierte Arthrose. Rheumatoide Arthritis hingegen ist eine akut in Schüben auftretende Erkrankung, die sich zwischen den einzelnen Phasen bessern kann oder die sogar vorübergehend ganz abklingt. Aufgrund einer Fehlsteuerung greift das eigene Immunsystem das Gewebe und die Gelenke an, sodass eine rheumatoide Arthritis immer mit Entzündungen einhergeht. Während von einer Arthrose durchaus nur einzelne Gelenke betroffen sein können, sind von einer rheumatoiden Arthritis meistens immer mehrere Gelenke gleichzeitig befallen.

So wie sich die beiden Krankheiten selbst von einander unterscheiden, so unterschiedlich sind auch die an unserer Privatklinik angewandten Therapien. Während bei der Arthrose die Regeneration und Wiederherstellung der Knorpelschicht im Gelenk im Mittelpunkt steht, ist dies bei der rheumatoiden Arthritis die Harmonisierung und Normalisierung des fehlgeleiteten Immunsystems. Grundsätzlich haben wir bei beiden Krankheiten sehr gute Möglichkeiten, eine spürbare Linderung der Beschwerden und eine deutliche Besserung der Krankheit zu erzielen.

Soll ich mich an der Bandscheibe operieren lassen?

Frage
Ich habe es schon seit Langem an der Bandscheibe. Am besten wäre mir wohl mit einer Operation geholfen, denn ohne Bandscheibe habe ich sicher auch keine Kreuzschmerzen mehr, meine ich. Ist das richtig – oder sehen Sie das anders?

Antwort
Dieses Problem sollten Sie sehr ausführlich mit Ihrem Arzt besprechen und den Entschluss reiflich überlegen. Selbst eine Operation bietet keine Gewähr für ein Leben ohne Schmerzen hinterher. Dieselben Beschwerden können andauern und sogar neue hinzukommen. Andererseits gibt es viele Patienten, die auch ohne Operation beschwerdefrei geworden sind. Mit unserer Mehrpunkt-Stabilisierungs-Therapie der Wirbelsäule und der MedX-Therapie ist es oftmals gelungen, Patienten einen solchen Eingriff zu ersparen.

Wieso vergehen
Kreuzschmerzen
auch von selbst?

Frage

Manche Menschen leiden in den Jahren bis etwa 50 sehr unter Kreuzschmerzen. Danach vergehen diese ganz von selbst und treten auch nicht wieder auf. Wie ist das möglich?

Antwort

Dazu kann es kommen, wenn nach langen Leidensjahren eine Bandscheibe völlig verschlissen ist. Der darüber- und der darunterliegende Wirbelkörper berühren sich nun ständig und bilden unter Druck knöcherne Anbauten, die schließlich als eine »Knochenspange« beide Wirbel fest miteinander verbinden. Weil dieser sogenannte Blockwirbel nun nicht mehr bewegt werden kann, treten auch keine Schmerzen mehr auf.

Ist ein Knirschen
im Nacken
schlimm?

Frage

Wenn ich den Kopf hin- und herdrehe, verspüre ich ein deutliches Knirschen hinten im Nacken. Ist das schlimm?

Antwort

Ursache dieses Knirschens sind degenerative Veränderungen der Halswirbelsäule, sehr häufig zwischen dem ersten und dem zweiten Halswirbel. Das allein ist keine Krankheit und muss auch nicht unbedingt zu Beschwerden führen. Damit der Zustand sich nicht verschlechtert, sollten Sie vorbeugend übermäßige Belastungen meiden und regelmäßig die Übungen unserer »Rückenschule« ausführen, die in Kapitel 2 beschrieben sind.

Warum wird
Arthrose vor
Wetterwechsel
schlimmer?

Frage

Ich habe Arthrose im Kniegelenk. Warum sind jedes Mal, bevor das Wetter umschlägt, die Schmerzen stärker als sonst?

Antwort

Das ist ein bekanntes Phänomen bei Patienten mit Arthrose. Insbesondere kurz vor dem Einsetzen und während stärkerer Niederschläge nehmen die Schmerzen zu. Durchblutungsstörungen der Gelenke spielen dabei sicher eine Rolle. Gänzlich zu erklären ist diese Wetterfühligkeit jedoch nicht.

Weshalb tut mir stets am Morgen die Hüfte weh?

Frage

Morgens nach dem Aufstehen und tagsüber nach längerem Sitzen habe ich Schwierigkeiten, »in Gang zu kommen«. Die linke Hüfte tut anfangs weh, doch vergehen diese Schmerzen nach ein paar Minuten. Ist das schlimm? Soll ich deswegen einmal einen Arzt aufsuchen?

Antwort

Am besten wäre es für Sie, nicht unmittelbar nach dem Aufstehen, sowohl morgens aus dem Bett als auch tagsüber aus dem Sitzen, loszugehen, sondern erst einmal für kurze Zeit das Bein ohne Belastung zu bewegen – am besten mit den Auspendelbewegungen, die in Kapitel 3 beschrieben sind. Im Übrigen sollten Sie sich von einem Arzt für Orthopädie gründlich untersuchen und beraten lassen.

Literatur

Binder, L.: Facetten-Syndrom der Lendenwirbelsäule, in: -selecta, 41/1985

Bischoff, H.P.: Physikalische Therapie bei rheumatischen Erkrankungen, in: Fortschritte der Medizin, 105. Jahrgang, 30/1987

Cotta, H.: Der Mensch ist so jung wie seine Gelenke, Piper-Verlag, München, 2. Auflage, 1981

Geesing, H.: Immun-Training, F. A. Herbig Verlagsbuchhandlung, München, 12. Auflage, 1996

Hartmann, F.: Wie die Arthrose zur Krankheit wird, in: Ärztliche Praxis, 7/1984

Hettinger, T. H./Hahn, B.: Schwere Lasten – leicht gehoben, Bayerisches Staatsministerium für Arbeit, Familie und Sozialordnung, München, 1991

Matzkies, F. (Hrsg.): Gicht im interdisziplinären Gespräch, Innovations Verlag Gesellschaft mbH, Seeheim-Jugendheim, 1990

Minne, H.W.: Osteoporose: Östrogene auch als Therapeutikum wirksam?, in: Ärztliche Praxis, 32/1991

Müller, J.: Die Akupunktmassage nach Penzel, in: Naturheilpraxis, 11/1987

Osteoporose-Consensus-Papier, in: Ärzte Zeitung vom 16. Juli 1991

Otte, P.: Modell der Arthroseentstehung, in: Beilage 53 zu Münchner Medizinische Wochenschrift, 3/1988

Pflugbeil, K./Niestroj, I.: Vital Plus, F. A. Herbig Verlagsbuchhandlung, 9. Auflage, 1997

Ringe, J. D. (Hrsg.): Osteoporose im Alter, in: Zeitschrift für Geriatrie, 1/1989

Rosemeyer, B. D.: Differentialdiagnose des Rückenschmerzes aus orthopädischer Sicht, in: Münchner Medizinische Wochenschrift, 24/1988

Rulffs, W.: Thermo- und Mechanotherapie bei der Behandlung degenerativer Gelenkerkrankungen, in: Ärztezeitschrift für Naturheilverfahren und Regulationstherapie, 7/89

Schimmel, K.-Ch. (Hrsg.): Lehrbuch der Naturheilverfahren, Band I und II, Hippokrates-Verlag, Stuttgart, 2. Auflage, 1990

Schmorl, G./Junghanns, H.: Die gesunde und die kranke Wirbelsäule in Röntgenbild und Klinik, Thieme-Verlag, Stuttgart, 1990

Schoberth, H.: Die konservative Behandlung von degenerativen Wirbelsäulenerkrankungen, Medizinisch Literarische Verlagsgesellschaft mbH, Uelzen, 1990

Schröder, H. E.: Gicht – Summation der täglichen kleinen Ernährungssünden, in: Orthopädie/Traumatologie, 6/1991

Tilscher, H.: Lokalanästhesie als Therapie und Diagnostik, in: Ärztliche Praxis, 11/1989

Wolff, H.-D.: Manuelle Medizin (Chirotherapie), in: Lehrbuch der Naturheilverfahren, Band II, Hippokrates-Verlag, Stuttgart, 2. Auflage, 1990

Zilly, A.: Immun-biochemische Therapie von Knochen- und Gelenkerkrankungen, Verlag für Medizin Dr. Ewald, Fischer GmbH, Heidelberg, 1988

Register